POCTを活用した実践的治療

輸血による止血戦略とそのエビデンス

埼玉医科大学教授
山本晃士 著

Practical transfusion
therapy for hemostasis
based on POCT and
scientific evidences

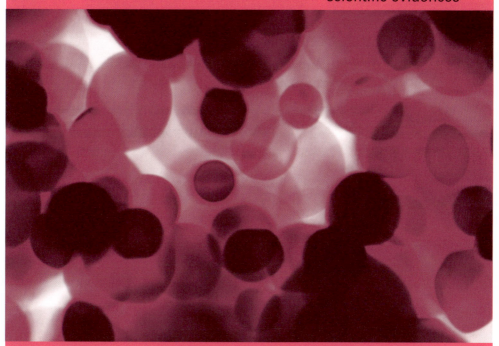

金芳堂

はじめに

　「輸血」という治療行為は、もっとも身近でありふれた治療のひとつである。「輸血専門医」という資格などなく、研修医を始め医師なら誰でも行うことができる治療行為である。わが国では、赤十字血液センターへの電話1本で輸血用血液製剤が手元に届き患者に投与できるシステムが確立されており、輸血を行う医師にとっては大変便利である。しかしその反面、安易な輸血による輸血副作用の増加や、輸血量増加による血液製剤の不足および医療財政の圧迫などが問題となっている。

　近年の輸血学の進歩はめざましく、今や医療機関の幹部〜中堅医師が教育を受けた時代には知られていなかった科学的事実が次々と明らかになりつつある。しかし臨床医は、自身の専門領域においては up to date な情報を吸収しようとするが、日常的に行っている「輸血」について、今さら勉強しようなどと考える者は少ないのが現状である。

　輸血は広い意味では臓器移植の一環であり、その必要性や副作用を慎重に検討した上で、使用指針に基づいて適切に行うべき治療である。このごろは主に輸血部門を中心に「適正輸血」を遵守しようという動きが盛んであるが、実際に血液製剤をオーダーし使用する臨床医にその意識が薄いことが非常に問題である。「輸血は、足りないと危ない（心配）」「多めに輸血するほうが安全（安心）」という認識が根強く残っている。しかしもっとも大切なことは、輸血部門と臨床医が一体となって"実効性の挙がる最小限の輸血"を目指すことであると言える。

　そして最近、輸血の分野でもっとも注目すべきテーマとなっているのが「止血のための輸血治療」である。特に大量出血患者における止血については、わが国では数年前まで有効な方法を議論されることすらなかった。しかし近年、止血にとってもっとも重要な「止血凝固能」を簡便に短時間で評価できる方法（POCT: point of care testing）が登場し、止血のための輸血治療に貢献し始めている。この輸血治療に不可欠なのは、低下した凝固能を一気に上げて止血に寄与する、濃縮血液製剤の存在である。

　本書では最新のエビデンスに基づいて、「科学的な輸血治療」「輸血による止血戦略」などにつき、図表を用いてわかりやすく解説する。目指すのは"真に患者のためになる輸血""患者を救う輸血"について考え、知識を深めていただくことである。輸血に携わる機会の多い医師はもちろんのこと、若手医師や臨床検査技師など幅広い医療スタッフの方々に読んでいただけたら幸いである。

2016年10月
山本　晃士

目　　次

I部　輸血療法の新しい考え方

1　Patient Blood Management（PBM）　3

1　制限輸血の有効性・安全性　6
2　Patient Blood Management（PBM）における輸血部の役割　9
3　自己血輸血のメリットとデメリット　12
4　輸血療法とインフォームド・コンセント　14
5　ヘモビジランス　16

2　大量出血にどう対応するか：その病態と止血目的の至適輸血療法　19

6　希釈性凝固障害とは　19
7　希釈性凝固障害に対する治療概念と用いる血液製剤　22
　（1）クリオプレシピテート　24
　（2）フィブリノゲン製剤　26
　（3）活性型第VII因子製剤　29
　（4）プロトンビン複合体製剤　30
　（5）第XIII因子製剤　31
8　Point of Care Testing（POCT）の効用　34
9　Massive transfusion protocol（MTP）　40
10　異型適合輸血　43

3　血液製剤使用におけるポイント：患者に有益な輸血を目指して　48

11　赤血球輸血　48
12　血小板輸血　50
13　新鮮凍結血漿の輸血　52

II部　診療科・領域別の実践編

1　小児領域　63

　14　小児領域における輸血の基本　63

2　心臓血管外科領域　66

　15　人口大血管置換術における輸血療法　66

3　肝臓外科領域　74

　16　肝切除術における輸血　74

4　産科領域　78

　17　産科大量出血の病態と凝固検査値　78
　18　産科大量出血に対する輸血治療　81

5　外傷領域　85

　19　外傷領域でのPOCTシステムとフィブリノゲン製剤　85
　20　外傷初期の輸血療法　88

索引　94

I部
輸血療法の新しい考え方

1 Patient Blood Management（PBM）

1. 制限輸血の有効性・安全性
2. Patient Blood Management（PBM）における輸血部の役割
3. 自己血輸血のメリットとデメリット
4. 輸血療法とインフォームド・コンセント
5. ヘモビジランス

「輸血」は、専門性に関係なく医師なら誰でも行うことができる医療行為だが、その反面、安易かつ過剰に行われるケースも目立ち、適正輸血が叫ばれている。やはり「必要な成分を必要なだけ補充する」という「成分輸血」の考え方を基本に置くべきであろう。「輸血」＝「血液細胞の移植」と考えられるわけで、本来はその必要性や副作用を慎重に検討した上、使用指針に基づいて適切に行うべきである。また、輸血はあくまでも補充療法であり、他の治療法で病態の改善が期待される場合にはそちらを優先して輸血は回避すべきである。

血液センターから供給される輸血用血液（同種血輸血）の安全性について言うと、肝炎を始めとしたウィルス感染症に関しては飛躍的に高まったが、免疫学的副作用に関してはいまだ解決されていない部分も多い。同種血輸血それ自体が術後合併症を増加させたり、患者予後を悪化させたりすると報告され、患者の予後改善のためには、同種血輸血を極力避ける努力が必要であると考えられるようになっている。これは新鮮凍結血漿（FFP）や血小板の輸血についても言えることであり、アナフィラキシーを含むアレルギー反応や輸血関連急性肺障害（TRALI）発症のリスク軽減、HLA抗体産生の回避という意味合いからも、適正使用を遵守すべきである。輸血を行う臨床医は「輸血は多めにしたほうが安心であり、患者のためにもなる」という考え方を捨て、過剰な輸血を回避し**実効性の挙がる最小限の輸血**」（"the appropriate use of blood and blood components, with a goal of minimizing their use"）を目指すことの重要性を認識する必要がある。これがいわゆるPatient Blood Management（PBM）という考え方であり、日本語に訳せば"患者中心の輸血医療"ということになろう（図1）[1, 2]。ポイントは以下の2点である。

▶3章「血液製剤使用におけるポイント」を参照

▶③自己血輸血のメリットとデメリット

略語
FFP：fresh frozen plasma
TRALI：transfusion related acute respiratory injury

ポイント
▶真に患者のための輸血とは「実効性の挙がる最小限の輸血」である

図1　患者中心の輸血医療（Patient Blood Management：PBM）

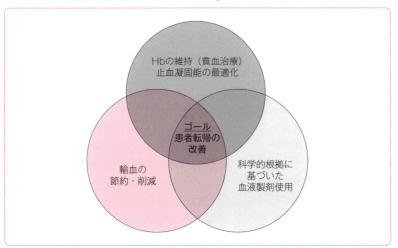

- 輸血用血液自体のリスクよりも、医療スタッフによる輸血療法のリスクマネジメントが重要
- 輸血は少ないほうが患者のためであり、「制限輸血」・「最小限輸血」を心がける

　予定手術患者の場合、Hb値、血小板数、凝固検査値、抗血小板薬などの服薬状況、合併症などを術前から把握しておくことがPBMの観点からは重要である。そして、それぞれの患者に適した輸血回避のためのプログラムを作成し、周術期を通してそのプログラムを実行することである。図2に、手術前に貧血が認められる症例に対するアプローチのアルゴリズムを示す[3]。

　プログラムの作成と実行には、医師、看護師、薬剤師、臨床検査技師、臨床工学技士など多職種の医療従事者がチームとして関与することが必要である。そのポイントは、①術前の貧血状態を改善し、止血凝固能を最適化する、②外科手技の向上や手術用機器の改善、麻酔管理の工夫などにより術中・術後の出血量を減少させる、③エビデンスに基づき、最小限の血液製剤使用により実効性を挙げる、ことである。

PBMに基づくFFP輸血

　一方、PBMに基づくFFPの適応については、より基準を厳しくして判断する必要がある。従来FFPがもっともよく使用されてきた臨床的局面は、手術中の出血と凝固検査値異常（PT, APTT＜50～60%）であるが、そのほとんどが、FFP輸血の対象とはならない症例である▶。重症外傷、大量出血、侵襲の大きい心臓血管外科手術、ワーファリン過剰にともなう出血など、生命に

▶「FFP輸血のトリガー値」（54頁）を参照

図2　手術前患者における貧血管理のアルゴリズム

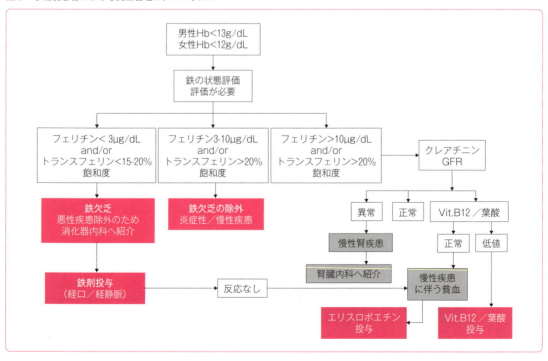

かかわる出血時にも必ずと言っていいほどFFPが投与されている。しかし後述するようにFFP輸血には止血効果が乏しいだけでなく、さまざまな輸血有害事象を引き起こす可能性があり、その投与は慎重に判断すべきである。一般的にPT INRが1.7未満の症例には出血リスクはなく、FFP投与は必要ないと考えられる[4]。

比較的大規模な前向き試験によると、PT INRが1.1〜1.85の患者群において、FFP投与によりINRが正常化した症例は1％未満であり、INRが少なくとも50％改善した症例もわずか15％にとどまったという[5]▶。またこの試験での平均FFP投与量は5〜7 mL/kg（2〜4単位）であり、FFP投与量とPT INR改善度の間には関連性が認められなかった。

▶ PT INRについては「13 FFP輸血のトリガー値」表9（54頁）を参照

以上より、FFP輸血それ自体は凝固障害の改善効果に乏しく、特に一度に2単位までのFFP投与に医学的意義はないと考えられる。そしてPBMの観点からも、FFP輸血は循環血液量の維持と凝固因子補充を目的として、主に大量出血の場合に限って行うべきであると考えられる▶。

▶「FFP輸血の適応と副反応」（56頁）を参照

PBMに基づく血小板輸血

血小板輸血については、出血予防投与のトリガー値は20,000/μLであるとされている。にもかかわらず、外科的止血に必要とされる50,000/μLを下回っていると、出血傾向を危惧するあまり血小板輸血の指示が出されることが多い。しかし骨髄での造血機能に問題がなければ、血小板減少時には体内の血小板プール（骨髄、脾臓など）から血中に血小板が動員されるので、血小板減少が出血症状に直結するわけではない。

また、止血困難な激しい出血は、血小板減少に加え凝固障害もしくは線溶亢進をともなっている場合に起こることが多く、血小板減少単独で重篤な出血が起こることは意外に少ない。つまり、造血器疾患にともなう高度な血小板減少時を除けば、血小板輸血だけで出血が予防できる／止血できるケースは意外に少ないということである▶。血小板減少の原因を考えることに加え、凝固線溶異常の有無を含めて患者ごとの出血リスクを正しく評価することが、不要な血小板輸血を減らすことにつながると考えられる▶。

ピットフォール
▶止血治療を「血小板輸血」に頼るのは危険！
▶12 血小板輸血

なお、複数回の血小板輸血は患者血中での抗HLA抗体産生を促し、通常の血小板輸血では血小板数が増加しない"血小板輸血不応状態"を惹起する。こうなると、非常に入手が困難で高価なHLA適合血小板を輸血する必要に迫られる。また血小板製剤の投与単位数であるが、通常は10単位で十分な止血・出血予防効果が期待されるので、15〜20単位の高単位製剤の投与は、急性の大量出血か、出血症状を伴う高度血小板減少（そのままで10,000/μL前後）の場合に限って行うよう努めたい▶。血小板製剤は高額（10単位：約 ¥80,000）であるので、投与単位数の削減は非常に大きな医療費削減効果を及ぼすことが期待される。

ピットフォール
▶20単位もの血小板輸血は過剰である場合が多い

1 制限輸血の有効性・安全性

　近年、日本輸血・細胞治療学会や輸血療法委員会などから「適正輸血」を推進すべきという声が多く挙がっているが、この「適正輸血」とは何を意味するのか？

　「輸血用血液製剤の適応・使用指針に準拠した輸血」あるいは「エビデンスに基づいた輸血」と言うことも可能であるが、「血液製剤の使用指針」および日本赤十字社血液センターから出される「輸血用血液製剤の添付文書」がエビデンスに基づいているのかについては疑問である。むしろ**「制限輸血」**("restrictive transfusion")という表現のほうがわかりやすい。欧米ではこの考え方による輸血治療の有効性と安全性、および輸血量削減効果について、次々と報告がなされている。

制限輸血のエビデンス

　たとえば、重度の急性上部消化管出血の患者921人を対象に、制限輸血（ヘモグロビン値：Hb値＜7g/dLで輸血）と非制限輸血（Hb値＜9g/dLで輸血）の有効性および安全性を比較した無作為化試験では、制限輸血群で非制限輸血群に比べ6週時の生存率が高く（95％対91％）、さらなる出血（10％対16％）および有害事象の発生率（40％対48％）も低かったという[6]。また、急性上部消化管出血患者への赤血球の制限輸血の有効性を、非制限輸血と比較するクラスター無作為化試験で検証したところ（TRIGGER試験；n＝936）、制限輸血によって輸血実施率と輸血単位数が低下を示した[7]。

　また、心血管疾患の既往／リスク因子があり、術後3日以内にHb値10g/dL未満となった50歳以上の患者2,016人を対象に、輸血開始閾値のない非制限輸血の延命効果を閾値8g/dL未満の制限輸血と無作為化試験で比較したところ（FOCUS試験）、中央値3.1年の追跡で長期的な死亡率に有意な群間差はなかった（ハザード比1.09、p＝0.21）[8]。

　一方、31件の無作為化臨床試験（被験者9,813人）を対象に、赤血球輸血の制限的戦略と非制限的戦略のベネフィットをシステマティックレビューやメタ解析などで比較すると、非制限的戦略に比べ制限的戦略で赤血球輸血実施率（相対リスク0.54）および輸血ユニット数（平均差－1.43）は低下したにもかかわらず、死亡、全罹病、心筋梗塞リスクとは関連しなかった[9]。

　さらに術前の血小板輸血についても、心臓外科以外の手術症例において100,000/μL以下の血小板減少を呈する症例に術前の血小板輸血を行った群と行わなかった群との間で周術期の赤血球輸血量を比較したところ、有意差を認めなかった。それだけではなく、術前の血小板輸血を行った群では集中治療室への入室率が高く、全入院期間も長かった[10]。

　術前の血小板輸血は術前・術後の出血量の減少に寄与しないばかりか、種々の輸血関連有害事象を引き起こしかねず、患者にとっての利益はないと考えられる。まさに、これまでの臨床医の認識とは逆の「輸血は少なめにしたほうが安全で予後の改善にもつながり、けっして少ない輸血が患者の不利益とはならない」▶ということが明らかとなってきたのである[11-13]。

ポイント
▶輸血は少なめにしたほうが安全で予後の改善にもつながり、けっして少ない輸血が患者の不利益とはならない

輸血用液製剤在庫の減少

　制限輸血を推進すべきもうひとつの側面として、輸血用血液在庫量の減少が挙げられよう。高齢化の進むわが国では、高齢者での罹患率が高い慢性疾患、なかでも継続的な輸血治療を必要とする造血器疾患（再生不良性貧血、骨髄異形成症候群、多発性骨髄腫など）が増加している。また、手術用の血液製剤についても高齢者の手術では輸血の必要性が高くなる傾向にある。特に術中輸血必要量の多い大動脈瘤など、血管の老化にともなって起こる疾患の発症率・罹患率が増加している。このような我が国の実情を考えると、輸血用血液の需要は今後さらに増加していくことが予想される。

　しかし図3に示すように、わが国における献血者数・献血量は平成15年をピークに全体として減少傾向にあり、特に20歳～40歳までの若年世代の献血離れが目立ってきている。それに対して、赤血球製剤の製造量・供給量は平成20年から平成24年にかけて増加の一途をたどっており、その後も高い水準で推移

図3　献血者数・献血量の推移

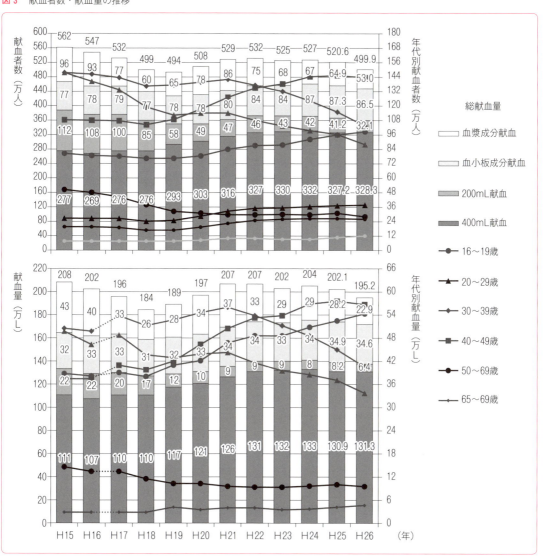

図4 赤血球・血小板製剤の製造量・供給量

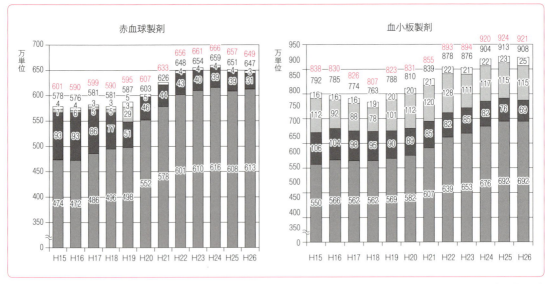

（血液製剤調査機構だより No.146（2015）より）

している（図4）。

　現在は、各医療機関や血液センターの努力により、かろうじて需給バランスが保たれているが、10年後、20年後には、輸血用血液の絶対的な不足を生じる可能性が高い。したがって医療現場では、血液製剤の適正使用を遵守し、必要最小限の輸血で治療を行うよう、さらなる努力が必要とされている。

　一方、血小板製剤の供給量も平成19年以降、増加しているが（図4）、これも高齢者での慢性血液疾患の増加が一因になっていると推測される。

　なお、血漿製剤の製造量・供給量は、適正使用が浸透し始めてきているためか、ここ数年でほぼ横ばいである。しかし（後述するように）FFPはもっとも不適切に使用されている血液製剤であり、使用指針を改定することによりさらなる使用量の削減が求められる。それによって血漿分画製剤製造のための原料血漿の確保が容易となり、約40％を外国産に頼っているアルブミン製剤の国内自給も進むのではないかと期待される。

▶13 新鮮凍結血漿の輸血

2　PBM における輸血部の役割

　前章で述べた"患者中心の輸血医療"（PBM）を実践するためには、輸血部（および検査部）と臨床医とのコミュニケーションを密にすることは言うまでもないが、輸血部スタッフによる地道な活動によってそれを下支えすることができる。つまり、血液製剤のオーダーを受けた際に患者さんの病態・検査値と照らし合わせ、そのオーダーが適切かどうかを評価・判断するプロセスである。輸血部専任の医師がいる場合には、その医師と輸血部技師による検討を経てオーダーした医師と協議することになろう。

　実際には、（緊急時には特に）輸血部サイドと臨床医との間で摩擦が生じることもあるかもしれないが、「患者さんのために真に有益な輸血治療を提供すべき」という信念が根底にあれば、立場の違いを超えて前向きな議論ができるはずである。

輸血部による輸血コントロール

　具体的にはたとえば赤血球製剤（RBC）のオーダーが入った際、患者さんのHb値をチェックするとともに、現時点で活動性の出血があるのかどうかを確認し、過剰な輸血がなされようとしていないかを判断する。Hb値8〜9g/dL以上での輸血オーダーについては、主治医にその必要性を再確認し、必須でなければ取り下げる▶。血小板製剤の場合も50,000/μL以上でのオーダーについては、活動性出血の有無を確認した上で、入手に時間を要すること、および、もし投与不要となって返却されると高額な廃棄額となること、などを説明して必要性を再検討してもらう。また、血小板数だけで血小板輸血の実施を判断すると、血小板輸血が無効あるいは禁忌である病態に対して行われてしまうことがあり、細心の注意が必要である▶。

　さて、もっとも対応に苦慮するのがFFPのオーダーについてである。後述するようにFFPにはほとんど止血効果を期待できない▶のであるが、臨床医にはそのような認識はなく、「凝固能を上げたい」「PT, APTT値をよくしたい」「少しでも止血をよくしたい」などの理由で安易にオーダーされることが非常に多い。輸血部にてチェック可能である不適切なFFP投与例を以下に示す。

- 出血予防目的
- PT, APTT値の改善目的
- 術後のルーチン投与
- RBCと1:1の抱き合わせ投与
- （出血時であっても）凝固検査なしでの投与
- 1度に1〜2単位（120〜240mL）の投与
- 敗血症性DIC患者への投与

　ただし、手術中や術後ICUでの出血に対し、主に循環血液量を維持する目的でFFP投与を必要とするケースも多く、一概に「使用指針にないから投与不可」とは言えない現状がある。FFPの使用指針には「凝固因子の血中濃度

略語
RBC：red blood cell

▶11 赤血球輸血

▶12 血小板輸血

▶13 新鮮凍結血漿の輸血

略語
DIC：disseminated intravascular coagulation

を20〜30％上げるために必要なFFP量は8〜12mL/kg（約1単位／10kg）とされており、成人の場合、最低でも4〜6単位のFFPを投与しなければ、意義のある凝固因子濃度の上昇効果は期待できないわけである。1回に2単位（240mL）のFFP投与では凝固因子濃度の上昇は10〜15％に過ぎず、医学的意義はないと考えられる。一方、一度に10単位を超えるようなFFP輸血が必要とされるケースでは、急激な大量出血によって高度な低フィブリノゲン血症から止血不全が起こっている可能性があり、後述するようにフィブリノゲンが濃縮された製剤▶の併用を勧めるべきであろう。

▶[7]希釈性凝固障害に対する治療概念と用いる凝固障害

筆者が所属する施設の中央検査部では、毎日、凝固検査異常値症例をリストアップし、そのパターンから推測される病態とそれに対する要／適・不適な輸血治療（表1）を検討した上で、主治医と協議している。

たとえば、血小板数の高度な低下とフィブリノゲンおよびCRP高値、FDPの軽度増加などから敗血症性DICを疑った場合、原則としてFFP輸血は（微小血栓形成を促進する可能性があるため）必要なく、オーダーされた場合にはアラートする。また、PT延長、フィブリノゲンおよび血小板数低値、FDP正常などから肝硬変や肝不全を疑った場合にも、出血症状がなければ原則としてFFPや血小板の輸血は不要である。このように検査部と輸血部がタイアップして臨床サイドへ積極的にアプローチすることで、凝固障害を呈する患者さんに必要な輸血治療を迅速に提供するだけでなく、不要な輸血治療を回避することが可能になると期待される。

略語
CRP：C-reactive protein
FDP：fibrin/fiblingogen degradation product
CDS：clinical decision support
BPA：best practice alert
PCC：prothrombin complex concentrate
Fib.conc：フィブリノゲン製剤
PC：濃厚血小板製剤
Vit.k：vitamin K
Alb：albumin

制限輸血のためのシステム構築

すでに欧米では、輸血オーダリング時のリアルタイムな臨床決断支援（CDS）とベストプラクティスアラート（BPA）を導入している施設もあり、不要な輸血を回避するシステム構築が始まっている。

本システムは、オーダリングをリアルタイムに自己レビューできるものであり、たとえば赤血球輸血オーダー時のHb値が7g/dL（急性冠症候群患者は8g/dL）の輸血閾値を上回っているとBPAがポップアップしてオーダーを中断し、該当文献へのリンクやオーダーの理由を求める表示が現れる。

表1 凝固検査値から予想される病態と輸血治療の選択

	凝固検査値	予想される病態	輸血治療の選択
1	PTの高度延長（<30％）	ワーファリン過剰投与、Vit.K欠乏	（出血があれば）FFP 4UあるいはPCC 1KU
2	PTの高度延長＋Fib.値低下（Alb.低値）	肝不全、アミロイドーシス	（出血があれば）FFP 4UあるいはFib. conc
3	FDP、D-dimer中等度上昇＋Fib.値上昇＋Plt.減少（CRP上昇）	敗血症性DIC	低分子ヘパリン＋アンチトロンビンあるいはトロンボモジュリン FFP、PC輸血は不要
4	FDP、D-dimer高度上昇＋Fib.値、Plt.正常	血栓塞栓症	血栓溶解剤＆ヘパリン
5	FDP>D-dimerで高度上昇＋Fib.値高度低下	多発外傷 産科大量出血	トランサミン＆Fib.conc
6	FDP>>D-dimerで著明上昇＋Fib.値著明低下	羊水塞栓症	トランサミン＆Fib.conc

このシステムの導入により、当該施設での赤血球輸血数は2009〜2013年の間に24％も減少、患者死亡率も55.2％から33.0％に低下したという[13, 14]。入院日数は10.1日から6.2日へ、30日以内の再入院率も136.9％から85.0％へと改善し（$p<0.001$）、2010〜2013年は推定640万ドルの節約となった。輸血関連総費用はこの3〜5倍も節約できたと推計されている。また、BPA導入前年の赤血球輸血は半数以上がHb値8g/dL超の患者さんで行われていたが、2013年までにその割合は30％未満まで減少した。この結果は「輸血使用を控えても患者はよく適応し、その効果も持続する」ことを示しており、FFPや血小板輸血のオーダー時にも適用可能と考えられる。

このように検査部・輸血部スタッフがタイアップしてPBMの実践に向け努力することが、患者の予後改善につながるだけでなく、血液資源の有効利用と医療費削減をもたらすと期待される。

ポイント

▶輸血オーダー時のアラート機能を活用した制限輸血により、輸血量の減少と、患者の予後改善が達成できた

3 自己血輸血のメリットとデメリット

　最近では主として整形外科領域、泌尿器科領域、産婦人科領域などで、予定手術前の自己血採血が盛んに行われている。同種血輸血による種々の有害事象（感染症、免疫反応、不規則抗体の産生など）を回避するため、患者自身の血液をあらかじめ採取しておく貯血式自己血輸血は、一見、メリットが大きいように思われる。

　しかし、同種血輸血の大きな問題であったウィルス感染症（B型肝炎、C型肝炎、ヒト後天性免疫不全ウィルス：HIV）の伝播については、2014年8月から個別NAT（real-time PCR）検査が導入されたことにより、わが国での報告例はゼロとなった（図5）。また輸血関連移植片対宿主病（いわゆる輸血後GVHD）についても、献血時の白血球除去フィルターの使用と、血液製剤に対する放射線照射の徹底により、2000年以降、我が国での報告はない。このように我が国での輸血用血液の安全性は飛躍的に高まっていると言える。

略語
NAT：nucleic acid amplification test
GVHD：graft versus host disease

自己血輸血のデメリット

　一方、多くの施設で行われている貯血式の自己血採血は、通常、保存液としてCPDを用いる全血採血であり、患者自身の血液ではあるものの、白血球や血小板を始め、すべての血液成分が分離されずに全血として保存される。その場合、最長5週間の保存期間中に、血液バッグ内にて白血球や血小板から種々の生理活性物質（サイトカインなど）が分泌され、蓄積されることが起こりうる。このような全血を患者に輸血した際、発熱その他の炎症反応を生じることがあり、一概に「自己血だから安全」とは言えない。また、保存期間中に白血

CPD：citrate-phosphate-dextrose

図5　輸血による感染症の報告数

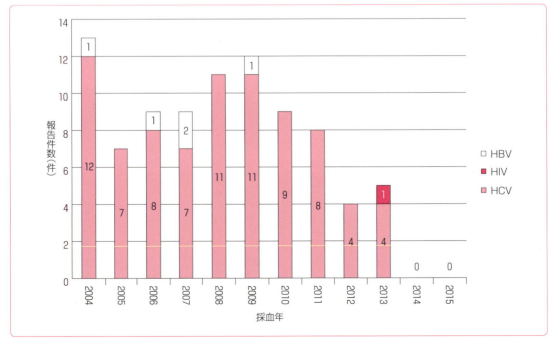

球や血小板が凝集塊を作ることもあり、輸血中にそれらが輸血ルート内に詰まって滴下が悪くなることもある。輸血前にバッグを十分ほぐせば問題ないのであるが、経験の浅い医療スタッフの場合、これを凝血塊（＝血栓の塊）によるものと判断して、自己血自体を使用不可→廃棄としてしまうこともある。もちろん、自己血採取時の細菌汚染や凝血（患者の血管が細い場合など）の可能性もゼロではない。こう考えると、同種血輸血より自己血輸血のほうが安全である、とは言い切れないのである。不規則抗体を複数有する患者や稀な血液型の患者の場合には、自己血輸血のほうが望ましいとは思うが、「皆が皆、自己血」というやり方には少々問題があるのではないかと考える。

妊産婦と自己血輸血

多くの施設でもっとも自己血採取例の多いのが、帝王切開による出産を予定された妊産婦であると思われる。妊産婦の場合、ただでさえ貧血気味で造血剤（鉄剤）を服用している方が多いのであるが、それにもかかわらず2〜3回の自己血貯血が予定されることもしばしばである。出産までに少しでも貧血を改善させてなんとか予定量の自己血を採ってもらわなければ、と精神的なプレッシャーを感じる妊産婦は多く、貧血のため採取できなかったりすると、非常に落胆し自分を責めたりする方もいる。また、1度に300〜400mLの採血自体が、妊産婦および胎児の循環血液量を短時間で減少させてしまうわけであり、循環系への負担や自律神経系への影響は無視できない▶。場合によっては自己血採血をきっかけに子宮収縮が起こり、切迫早産のリスクが高まるケースもある。

このように見てくると、妊産婦からの自己血採血はけっして無理して行うものではなく、輸血用血液の高い安全性を考え合わせると、あえて自己血を採取しなくてもよいケースもあると考えられる。

大切なのは、患者に対し自己血輸血のメリット・デメリットを十分説明した上で、担当医の望む方向に誘導することなくその適否を慎重に判断し、患者の同意を得て決定していくプロセスであろう▶。

ピットフォール
▶帝王切開前の妊婦の自己血摂取は必須か？？

▶次項「4 輸血療法とインフォームドコンセント」

4 輸血療法とインフォームド・コンセント

　輸血療法は一種の臓器移植と考えられ、さまざまな有害事象を引き起こす可能性がある。わが国では1997年4月より、輸血を行う際には患者に対する文書による説明と同意書の取得、すなわちインフォームド・コンセントが義務付けられた。さらに2003年7月に施行された改正薬事法により、アルブミン製剤やグロブリン製剤などの血漿分画製剤についても、インフォームド・コンセントが必要となった。

　具体的にはまず、

1. 輸血の必要性と、輸血によって起こりうる有害事象、さらに輸血を行わない場合の利益・不利益と代替療法について、医師は患者にわかりやすく説明する。
2. 輸血する血液製剤の種類と量（手術の場合は予想量）についても、明確に示す。
3. 代替療法の可能性については、自己血輸血を始めとした同種血輸血を回避する治療法について説明するが、これらはすべての患者に適用できるわけではなく、一定の条件を満たす必要があることも伝える。
4. 輸血療法にともなう有害事象としては、溶血性副作用、非溶血性免疫学的副作用（TRALIなど）、輸血後感染症、輸血過誤などがある。この中でB型肝炎、C型肝炎、ヒト免疫不全ウィルスなどの輸血後感染症については、日本赤十字血液センターによる個別核酸増幅検査の実施（2014年8月〜）により格段に安全性が向上したが、E型肝炎ウィルス、パルボウィルス、変異型Creutzfeldt-Jakob病などへの感染リスクは依然としてゼロではない。
5. 輸血前の患者血液を採取・保管しておくとともに、輸血後3ヶ月を目安に輸血後感染症検査（HBs抗原、HCV抗体、ヒト免疫不全ウィルス抗体など）を受けることが望ましいことを患者および主治医に伝え、協力を仰ぐ。

エホバの証人

　さて、宗教上の理由から輸血を拒否する「エホバの証人」に対するインフォームド・コンセントには、細心の注意を払う必要がある。

　患者自身がエホバの証人であって判断能力がある場合、患者が意識障害などのため意思表示ができない場合、患者が乳幼児である場合、患者が未成年で本人と両親の輸血に対する主張が異なる場合、などさまざまな状況が考えられるが、多くの施設では、それぞれにマニュアルを作成して対応していると思われる。

　しかし、患者の自己決定権と医療倫理が相反することもありうるので、あらゆる状況を想定したインフォームド・コンセントを取っておくことが望ましい。たとえば、輸血を行わなかったために患者が死亡した場合には、保護責任者遺棄致死に問われる可能性があるし、同意なしに輸血を強行した場合には、専断的治療行為として傷害罪に問われる可能性がある。

逆に、同意能力のない幼児などの患者の場合に、親が代理で輸血を拒否することは親権濫用に当たる可能性もあり、輸血強行可能年齢の上限を15歳くらいに設定していることが多い。患者や家族が輸血に同意しない場合には、患者の意志を尊重した治療を行える他の医療施設への転院を勧めることも考慮する。

　なお、エホバの証人はすべての血液由来製剤を拒否するとは限らず、分画製剤や自己血▶を含め、患者が受け入れられる血液由来製剤を具体的に確認し、文書として残しておく必要がある。

▶自己血輸血については「3 自己血輸血のメリットとデメリット」を参照

5　ヘモビジランス

　ヘモビジランス（血液の安全監視体制）とは、「輸血用血液製剤について、献血者の選択から検査・製造を経て、患者（受血者）の追跡調査に至るまでの輸血の全過程を前向きに監視することにより、有害および未知の事象を検出してその原因を分析・評価し、必要な対応策を示すかあるいは事前に警告を発する等によって有害事象の再発および被害の拡大を防ぐこと」である。

　2008年より「日本における輸血副作用のサーベイランス・システムの構築」研究班にて、Webを介した施設格差のない輸血副作用の全数管理システム整備が開始された。さらに2010年からは、大学病院の輸血部34施設が新たにサーベイランスに加わった。今後、サーベイランス参加の医療機関が全国へと拡大することにより、今まで自発的な報告に基づくサーベイランスを行ってきた日本赤十字社の事業を補完することができると期待される。

　こうした基盤整備は世界の標準にも適合しており、日本の輸血副作用の完全に把握することで、輸血医療に対する行政と血液の安全性確保に貢献すると考えられる。

院内ヘモビジランス体制の構築

　具体的なヘモビジランス体制の構築にあたっては、医師、看護師、薬剤師、臨床検査技師、臨床工学技士を含む、輸血に関係する医療従事者の理解と協力が不可欠である。

　主なポイントは、輸血を受ける患者の観察、輸血副作用発症の把握、輸血部門への輸血副作用報告体制の確立などである。特に重篤な副作用のひとつであるABO不適合輸血による急性溶血性副作用は、輸血開始後5分以内に発症することが多いので、輸血開始5分後まではベッドサイドにて患者の状態を観察し、さらに15分後までは観察を続ける。輸血終了時にも患者状態をチェックし、全体として輸血副作用の有無とその内容を輸血部門に報告する。輸血部門では、収集した輸血副作用について、症状とその重症度、輸血との関連性などを検討し、関連性があると判断した場合には、原因や予防策、治療法などについて臨床サイドへ報告、提示する。

　このような体制の構築は、輸血副作用に対する臨床医の認識を高めると同時に、適正輸血を推進することにもつながると考えられる[15]。

わが国における国レベルの体制

　国レベルでのヘモビジランスは、主に日本赤十字社血液センターが担っている。日本赤十字社血液センターではすべての献血血液について、その一部を調査用の検体として11年間保管しており、輸血副作用および感染症にかかわる輸血用血液製剤の調査を可能とし、その因果関係を確認する手段としている。と同時にこれらの検体は、将来、新たに発生するかもしれない副作用や未知の感染性病原体についての調査においても有用である。また採血時の副作用についてもデータを集積しており、その予防対策を講じる際に利用している。なお、献血者、採血、検査、製造、供給に関する情報についてはコンピューターシス

テムにより全国的に一元管理しており、データベースは献血時の履歴および遡及調査に活用している。

一方、日本赤十字社血液センターは、各医療機関からの輸血副作用報告を集積している。輸血後感染症については、2014年8月より導入された個別核酸増幅検査（NAT）システムによってHBV（従来は年間10例ほど発生）、HCV、HIVの輸血後感染報告が初めてゼロとなり、日本の血液の高い安全性が実証された（図5）。

比較的重篤な非溶血性副作用であるTRALIや輸血関連循環過負荷（TACO）の全国的な集計結果は、医療機関にとって有用である。TRALI発症の原因のひとつとされる抗白血球抗体は妊娠等により産生されることが多いため、2011年4月から400mL採血由来のFFPについては、男性由来FFPの優先製造が開始されている。そして400mL採血由来のFFPがほぼすべて男性由来となった2012年以降、FFPによるTRALIの発生件数は減少している。また、TRALIに比べると認知度の低いTACOについても、病因・病態の周知と注意喚起を目的とした情報媒体を提供している。なお輸血後GVHDの発生は、2000年以降報告されていない。

日本赤十字社血液センターによるこのようなヘモビジランス活動は大変重要なものではあるが、実際にはすべての輸血副作用を日本赤十字社に報告している医療機関は20%弱にとどまり、特に軽症の輸血副作用は報告されない傾向が強い。さらに輸血副作用をまったく報告していない医療機関が20%ほど存在する。輸血1バッグあたりの輸血副作用発生率を比較してみても、日本赤十字社の集計では0.03%であったのに対し、ある特定施設では1.5%にものぼっていた。

このように、日本赤十字社での輸血副作用集計には必ずしもわが国の輸血副作用の現状がすべて反映されているわけではなく、国としてのヘモビジランス体制には改善の余地があると言える。ヘモビジランスの普及は、輸血がはらんでいるリスクを再認識させる機会になるだけでなく、適正輸血の推進にも貢献できると考えられ、さらなる体制の充実が期待される。

▶12頁参照

略語
TACO：transfusion associated circulatory overload

▶3で述べたように、血液製剤への放射線照射の徹底のおかげである

文献

1) Goodnough LT, Shander A. Patient blood management. Anesthesiology. 2012 Jun; 116(6): 1367-76.
2) Murphy MF, Goodnough LT. The scientific basis for patient blood management. Transfus Clin Biol. 2015 Aug; 22(3): 90-6.
3) Goodnough LT, Maniatis A, Earnshaw P, Benoni G, Beris P, Bisbe E, Fergusson DA, Gombotz H, Habler O, Monk TG, Ozier Y, Slappendel R, Szpalski M. Detection, evaluation, and management of preoperative anaemia in the elective orthopaedic surgical patient: NATA guidelines. Br J Anaesth. 2011 Jan; 106(1): 13-22.
4) Holland LL, Brooks JP. Toward rational fresh frozen plasma transfusion: The effect of plasma transfusion on coagulation test results. Am J Clin Pathol. 2006 Jul; 126(1): 133-9.
5) Abdel-Wahab OI, Healy B, Dzik WH. Effect of fresh-frozen plasma transfusion on prothrombin time and bleeding in patients with mild coagulation abnormalities. Transfusion. 2006 Aug; 46(8): 1279-85.
6) Villanueva C, Colomo A, Bosch A, Concepción M, Hernandez-Gea V, Aracil C, Graupera I, Poca M, Alvarez-Urturi C, Gordillo J, Guarner-Argente C, Santaló M, Muñiz E, Guarner C. Transfusion strategies for acute upper gastrointestinal bleeding. N Engl J Med. 2013 Jan 3; 368(1): 11-21.
7) Jairath V, Kahan BC, Gray A, Doré CJ, Mora A, James MW, Stanley AJ, Everett SM, Bailey AA, Dallal H, Greenaway J, Le Jeune I, Darwent M, Church N, Reckless I, Hodge R, Dyer C, Meredith S, Llewelyn C, Palmer KR, Logan RF, Travis SP, Walsh TS, Murphy MF. Restrictive versus

liberal blood transfusion for acute upper gastrointestinal bleeding (TRIGGER): a pragmatic, open-label, cluster randomised feasibility trial. Lancet. 2015 Jul 11; 386(9989): 137-44.

8) Carson JL, Sieber F, Cook DR, Hoover DR, Noveck H, Chaitman BR, Fleisher L, Beaupre L, Macaulay W, Rhoads GG, Paris B, Zagorin A, Sanders DW, Zakriya KJ, Magaziner J. Liberal versus restrictive blood transfusion strategy: 3-year survival and cause of death results from the FOCUS randomised controlled trial. Lancet. 2015 Mar 28; 385(9974): 1183-9.

9) Holst LB, Petersen MW, Haase N, Perner A, Wetterslev J. Restrictive versus liberal transfusion strategy for red blood cell transfusion: systematic review of randomised trials with meta-analysis and trial sequential analysis. BMJ. 2015 Mar 24; 350: h1354.

10) Warner MA, Jia Q, Clifford L, Wilson G, Brown MJ, Hanson AC, Schroeder DR, Kor DJ. Preoperative platelet transfusions and perioperative red blood cell requirements in patients with thrombocytopenia undergoing noncardiac surgery. Transfusion. 2016 Mar; 56(3): 682-90.

11) Roubinian NH, Escobar GJ, Liu V, Gardner MN, Carson JL, Kleinman SH, Murphy EL; NHLBI Recipient Epidemiology and Donor Evaluation Study (REDS-III). Decreased red blood cell use and mortality in hospitalized patients. JAMA Intern Med. 2014 Aug; 174(8): 1405-7.

12) Roubinian NH, Escobar GJ, Liu V, Swain BE, Gardner MN, Kipnis P, Triulzi DJ, Gottschall JL, Wu Y, Carson JL, Kleinman SH, Murphy EL; NHLBI Recipient Epidemiology and Donor Evaluation Study (REDS-III). Trends in red blood cell transfusion and 30-day mortality among hospitalized patients. Transfusion. 2014 Oct; 54(10 Pt 2): 2678-86.

13) Goodnough LT, Maggio P, Hadhazy E, Shieh L, Hernandez-Boussard T, Khari P, Shah N. Restrictive blood transfusion practices are associated with improved patient outcomes. Transfusion. 2014 Oct; 54(10 Pt 2): 2753-9.

14) Goodnough LT, Shieh L, Hadhazy E, Cheng N, Khari P, Maggio P. Improved blood utilization using real-time clinical decision support. Transfusion. 2014; 54(5): 1358-65.

15) 加藤栄史、高本 滋. 我が国におけるヘモビジランスの現状と輸血医療における有用性. 日本輸血細胞治療学会誌2013; 59: 443-9.

2 大量出血にどう対応するか：その病態と止血目的の至適輸血療法

- 6 希釈性凝固障害とは
- 7 希釈性凝固障害に対する治療概念と用いる血液製剤
- 8 Point of Care Testing（POCT）の効用
- 9 Massive transfusion protocol（MTP）
- 10 異型適合血輸血

6 希釈性凝固障害とは

　希釈性凝固障害とは主に大量出血の際の大量輸血にともなう凝固障害を指すが、それはどのようなものであろうか。短時間に循環血液量の2分の1に迫るほどの出血、あるいは毎分100mLを超えるほどの急性出血が起こった場合、血圧やHb値を維持するために、まず膠質液（等張アルブミン製剤やHESなど）の補液や赤血球輸血が行われる。しかし出血によって血漿も失われ、凝固因子（特にフィブリノゲン：Fib）も喪失するわけであるが、それを補充するためのFFPは解凍（20分以上を要する）が必要であり、その投与は遅れがちになる。その結果、患者血中の凝固因子は希釈されることになり、血中濃度は低下して凝固能が落ちていく。これがいわゆる"**希釈性凝固障害**"である（図6）。そして低下していく凝固因子濃度を上げうる実効性のある補充治療がなされなければ、やがて凝固因子濃度は止血可能域を下回り、さらなる出血が続いて凝固障害がより増悪するという悪循環に陥る（図7）。希釈性凝固障害による出血の特徴は、出血部位を特定できない複数箇所から湧き出すような出血（ウージング）であり、たとえば縫合した部位の針穴からも滲み出すような出血である。

略語
HES：hydroxyethly starch

凝固反応は増幅系

　そもそも凝固反応は増幅系であって、わずかな量の凝固因子の作用が最終的に莫大な量のトロンビン生成を引き起こす（表2）[16]。つまり、凝固反応系の上流に位置する複数の凝固因子が正常の20～30%に減っても、なんとかトロンビン生成までは至ると考えられる。さらにトロンビン1分子はフィブリノゲン約1,700分子をフィブリンに変える能力があるため、凝固因子量が減少して

図6　希釈性凝固障害の発症機序

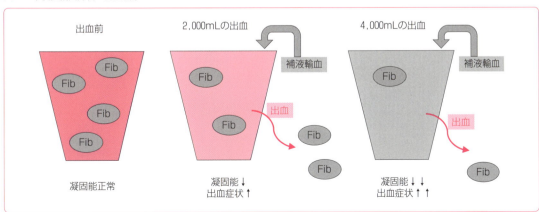

表2　主な凝固因子の血中モル濃度と反応する基質・酵素の反応モル比

凝固因子	分子量	血中モル濃度（mM）	基質と酵素	反応モル比
第XII因子	82,000	0.3	XIIa / XI	1 対 1
第XI因子	160,000	0.3	XIa / IX	1 対 2.3
第VII因子	50,000	0.1	VIIa / IX	1 対 7
			VIIa / X	1 対 13
第IX因子	55,000	0.7	IXa / X	1 対 1.9
第X因子	59,000	1.3	Xa / II	1 対 1.9
プロトロンビン（II）	72,000	2.5	IIa / I	1 対 3.5
フィブリノゲン（I）	340,000	8.8		

（文献16より改変）

（＝希釈性凝固障害の進行）トロンビン生成量が減ったとしても、フィブリノゲン濃度を高値に保てば十分なフィブリン血栓形成が期待できることになる。止血栓の形成に必要な最終段階の原料はフィブリノゲンであり他に代償できる因子はないので、フィブリノゲンが十分にないと止血栓を形成しえない。

実は止血に必要な最低濃度は凝固因子ごとに異なっており、フィブリノゲンがもっとも高い血中濃度を必要とする（表3）[17]。このことは大量出血が起こった時、凝固因子の中でまっさきに止血可能域を下回るのがフィブリノゲンであることを意味している（図8）。

さらに、フィブリノゲンは血小板が凝集するために必須のタンパクであるた

ピットフォール
大量出血時の止血栓の形成反応はフィブリノゲンが律速因子

図7　危機的出血に至る負のスパイラル

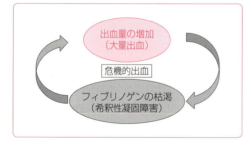

表3　出血量と止血に必要な最低濃度の関係

因子	最低濃度	出血量（％）*
血小板	50×10³/μL	230（169-294）
フィブリノゲン	100mg・dL（＝40％）	142（117-169）
プロトロンビン	20％**	201（160-244）
第V因子	25％**	229（137-300）
第VII因子	20％**	236（198-277）

*正常循環血液量値との割合
**正常値との割合

（文献17より改変）

図8　大量出血時、フィブリノゲンは真っ先に止血可能最低レベルを下回る！

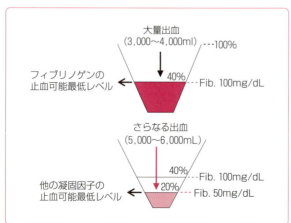

図9　フィブリノゲンが枯渇すると血小板が機能しない

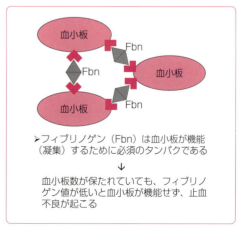

図10 フィブリン／フィブリノゲンは止血栓の骨格となるネット（網）を形成する

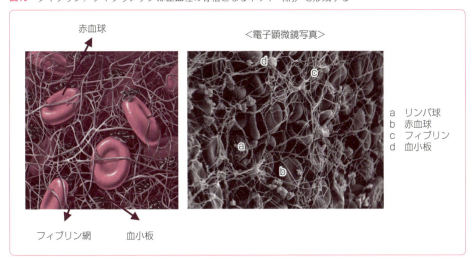

め、血小板数が維持されていてもフィブリノゲンが足りなければ、血小板による一次止血も悪くなる（図9）。実際に血小板数3万未満の条件下での血栓形成不全が、濃縮フィブリノゲンの補充によって有意に改善したとする in vivo での報告がある[18]。図10に示すように血を止めるための止血栓の構成要素には赤血球と血小板が加わるが、フィブリン／フィブリノゲンは止血栓の骨格となるネット（網）を形成するわけであり、この網が不完全だと止血が得られないことになる。

このようにフィブリノゲンは、大量出血の際の止血の良否を決める最重要因子であると言える。

以上より **"大量出血時の希釈性凝固障害の本態は、高度な低フィブリノゲン血症である"** と言っても過言ではない。すなわち、大量出血の際にターゲットとすべき因子は、検査上も治療上もフィブリノゲンということになる[19-21]。

いきなり現れる全身性の出血傾向を防げ

低フィブリノゲン血症による出血の特徴は「術野局所に限らない、皮下を始めとしたさまざまな部位からじわじわと滲みだすように湧き出てくる出血」である。もうひとつ、フィブリノゲン濃度が低下することによる出血の特徴を挙げると、「ある時点からいきなり現れる全身性の出血傾向」ということになろう。これは図11に示すように、豪雨時の堤防決壊による大洪水によく似た現象である。術中に出血量が増えても、血小板数や凝固因子（特にフィブリノゲン）濃度が止血可能域を保っている（＝水位が堤防を越えない）うちは止血栓を形成できるので全身性の出血傾向は起こらない。ところが、さらに出血量が増加して徐々に堤防が崩れ（＝フィブリノゲン濃度の低下）、やがて決壊した（＝フィブリノゲン濃度が止血可能域である100mg/dLを下回った）とたんに止血栓が形成されなくなり、大洪水となる（＝固まらない血液が至る所から湧き出る）。術者は「突然、術野に血が湧き出てきてまったく止まらなくなった」と感じることになるが、出てくるのは血液というより、まったく固まる気配のないサラサラした「赤い水」である。

ポイント
大量出血時に補充すべき優先度は、血小板よりフィブリノゲンの方が高い

ピットフォール
フィブリノゲンの枯渇した血液は「赤インク」のようであり、けっして固まらない！

図11 術中大量出血をきたすメカニズムは豪雨時の堤防決壊と似ている！

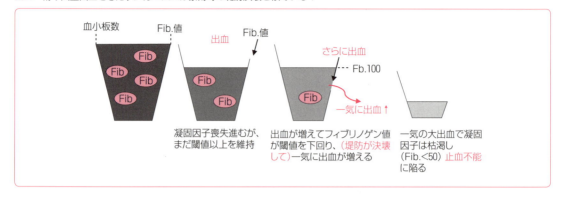

7 希釈性凝固障害に対する治療概念と用いる血液製剤

　低フィブリノゲン血症を主体とする高度な希釈性凝固障害による出血に対しては、縫合・結紮など外科的処置による止血は不可能であり、濃縮された凝固因子を含む血液製剤を短時間で投与する輸血治療が止血のためには、必須となる（図12）。

　しかし現状では、実効性のない輸血治療しかなされないため大量出血患者の止血がうまくいかず、結果として出血量・輸血量の増大と患者の予後不良をまねいている。

　後に述べるように、凝固障害に対して止血および出血予防目的で投与されることの多いFFPは、実のところ止血効果に乏しい。だとすると、高度な希釈性凝固障害を呈する患者さんにおいて良好な止血を達成するためには、どのような製剤を投与すればよいのか？

図12 術中に大量出血が起こったら…

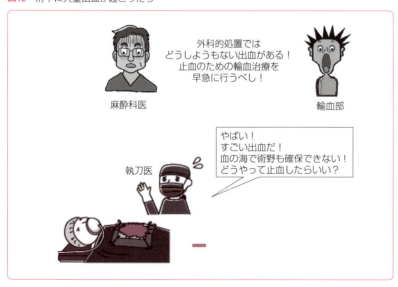

高度な低フィブリノゲン血症に対する切り札

既述したように希釈性凝固障害の本態が高度な低フィブリノゲン血症である以上、その治療は、濃縮されたフィブリノゲンの補充に尽きる。大量のFFP輸血が必要とされる病態においては、実はフィブリノゲンさえ迅速に十分量補充できれば止血が達成される場合が多いはずである[20, 21]。そしていったん止血が完了しさえすれば、それ以降のいっさいの輸血は不要となる。

大量出血患者（3,000〜4,000mL以上の出血）の場合、循環血液量の確保と凝固因子の全般的な補充を兼ねてFFP投与を行うわけであるが、FFPのフィブリノゲン含有濃度はせいぜい0.16〜0.2g/dL程度であり[22]、血中フィブリノゲン濃度の上昇効果はほとんどないと言える。つまり、FFP投与による止血力の改善は期待できず、濃縮されたフィブリノゲンを含有する製剤を投与しない限り良好な止血は得られない[23, 24]。

もちろんトロンビンさえ生成できないほどに高度な凝固因子欠乏に至る症例（重症外傷や産科大量出血）もあり、その場合にはFFPによって複数の凝固因子を補充することも必要となるが、フィブリノゲン値が止血可能域を上回って初めてFFP投与が止血にとって有効な治療になると言える。

以上のように、基本に置くべき考え方は**"希釈"によって生じる凝固障害に対しては"濃縮"された製剤をもって対処する**」という至極当然な考え方である[25]。高度な希釈性凝固障害（低フィブリノゲン血症）に対して投与すべき、フィブリノゲンが濃縮されている製剤としては、**クリオプレシピテート**と**フィブリノゲン製剤**の2つ（次項で詳述）が挙げられる（図13）。

この両製剤はどちらもフィブリノゲン含有濃度がFFPの約10倍であり、凝固障害による出血を止めるにはきわめて有効である。フィブリノゲン3〜4gの投与によりフィブリノゲン値は約100mg/dL上昇すると考えられるので、高度に低下した血中フィブリノゲン濃度でも一気に止血可能域に達すると期待される。フィブリノゲン3〜4gをFFP輸血で補充しようとすると2,000〜2,400mL（16〜20単位）が必要となるが、FFP輸血では容量も増えてしまう

> ポイント
> "希釈"によって生じる凝固障害に対しては"濃縮"された製剤をもって対処する

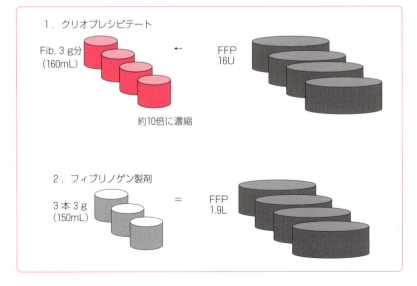

図13　フィブリノゲン製剤とクリオプレシピテートの濃度

表4 クリオ／フィブリノゲン製剤の使用指針（案）

適応疾患
1．術中大量出血
2．産科大量出血
3．重症外傷
投与トリガー
フィブリノゲン値＜150mg/dL 150mg/dL 以上であっても、出血の勢いから、やがて150mg/dL 未満になると判断した場合は投与
フィブリノゲン値に対する投与量（フィブリノゲンとして）
・　100～150　　　3g ・　 50～100　　　3～6g ・　　＜50　　　　6g以上

羊水塞栓などの産科 DIC や重症外傷では、フィブリノゲン値の測定結果を待たずに投与することが推奨される

ため、患者のフィブリノゲン濃度を上げることは難しい（図16）[26、27]▶。良好な止血を達成するためには、フィブリノゲン補充による到達目標フィブリノゲン値を200～250mg/dL 以上に設定するべきである[28-30]。欧米の周術期輸血ガイドラインにはフィブリノゲン製剤、クリオプレシピテートともにその使用が明記され[31、32]、大量出血時の高度な低フィブリノゲン血症における止血の有効性はほぼ確立されている[33-36]。表4 にフィブリノゲン製剤およびクリオプレシピテートの実際的な使用指針（案）を示す。

（1）クリオプレシピテート

　クリオプレシピテートは、1950年代から主に血友病 A に対する第 VIII 因子補充療法として世界的に使用されていた製剤である。

　1970年代に第 VIII 因子の血漿分画製剤が登場して以降は、主に大量出血にともなう低フィブリノゲン血症に対しフィブリノゲンを補充する目的で使用されるようになっている[34、37]。わが国でも以前は第Ⅷ因子を補充するという意味で血友病治療のために日本赤十字社が製造・供給していたが、第Ⅷ因子分画製剤の登場とともに現在は中止されており、全国的に供給体制はない。米国やカナダでは、主に外傷、産科出血、心臓外科手術の各領域における高度な低フィブリノゲン血症に対して投与されているが[38-40]、欧州諸国においては、より安全性の高いフィブリノゲン分画製剤に取って代わられた。

　クリオプレシピテートは FFP を 4℃で24～30時間かけて緩やかに解凍した後の沈殿物であり、上清を除去後、50mL ほどの血漿部分によく溶かした後、マイナス40℃以下の冷凍庫で保存する（有効期間はもとの FFP に準ずる）。この作製過程の詳細については、つい最近「クリオプレシピテート製作プロトコール」として日本輸血・細胞治療学会のホームページに掲載された（http://yuketsu.jstmct.or.jp/wp-content/uploads/2016/10/81a5ec3d9c913b710998c3399fa4d2c6.pdf）。凍結したクリオプレシピテートは37℃、5 ～10分ほどで速やかに解凍できるので、緊急時には使いやすい▶。FFP-480から作製したクリオプレシピテートは40～50mL となり、フィブリノゲンとして0.6～0.8gを含むほか、第 VIII 因子、フォン・ヴィルブランド因子、第 XIII 因子、フィブロネクチン、ビトロネクチン等の接着性凝固タンパクをも高濃度に含んでい

ピットフォール

▶ FFP の大量投与では希釈性凝固障害は改善しない！
19頁、および図26（57頁）を参照。

▶ FFP の解凍時間は20～30分である

る。ただし、クリオプレシピテートのフィブリノゲン含有量は献血ドナーの血中フィブリノゲン値に左右されるので、バッグごとにかなりのバラツキが見られる。また、活性化された血小板から遊離して強力な凝固活性化作用を発揮する血小板マイクロパーティクルも、クリオプレシピテートではFFPの250倍にも濃縮されているとされている。

クリオプレシピテートの投与は低フィブリノゲン血症の改善に極めて有効であり、3～4パック（FFP 12～16単位分＝2～3gのフィブリノゲンを含有）の投与で血中フィブリノゲン値は一気に100mg/dL近く上昇するはずで、フィブリノゲン濃度をすみやかに止血可能レベルまで上げることができる[41]。

クリオプレシピテートのエビデンス

すでに我が国でも、種々の領域でその有効性が報告されている[42-44]。特に小児の心臓外科領域では、クリオプレシピテートの投与が非常に威力を発揮することが経験されている。FFP投与による容量負荷をかけることなく、短時間で有効なフィブリノゲン補充が可能であり、きわめて止血効果が高い（図14）。また、クリオプレシピテートに含まれる第XIII因子には線溶阻害作用がある。一方ビトロネクチンは、プラスミノゲン・アクチベーターによるプラスミン生成反応を阻害するPAI-1の結合タンパクである。したがって、これらのタンパクを高濃度に含有するクリオプレシピテートの投与は、線溶亢進を合併して

▶31頁参照
略語
PAI-1：plasminogen activator inhibitor-1

図14　小児心臓外科手術におけるFFP投与症例とクリオ投与症例の比較

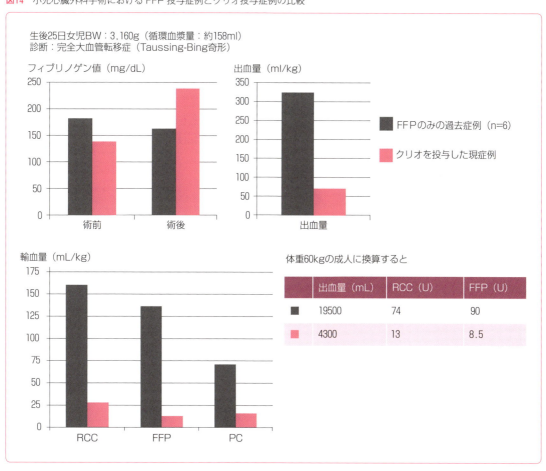

表5　効率的なクリオ製剤の運用

- すべての患者に投与可能である**AB型クリオプレシピテート**だけを作製して備蓄している施設が多い
  ↓
- AB型FFP-480の需要が増え供給が間に合わない
- 人口比率の最も高いA型のFFPを活用できないか
- A型FFP-480から作製する**A型クリオプレシピテート**は、**A型およびO型**患者（人口の7割）に**使用可能**

- ●**A型クリオプレシピテート**➡A型／O型患者
- ●**AB型クリオプレシピテート**➡B型／AB型／血型不明患者

いる凝固障害（頭部外傷を含む多発外傷、産科大量出血など）に対してより有効性を発揮する可能性がある。

クリオプレシピテートの在庫管理

クリオプレシピテートの作製には2～4日を要するので、前もって作製し保存しておく必要がある。我が国でも中規模以上の施設では、輸血部にてクリオプレシピテートを作製、供給するところが増えてきた（500床以上の病院の1割強）。その多くでは、すべての血型患者に使用可能と考えられるAB型FFP-480から作製したクリオプレシピテートを3～6パックほど備蓄している。

しかし今後、クリオプレシピテート作製目的でのAB型FFP-480の需要が増えると、その不足～供給困難が危惧されることから、A型FFP-480から作製するクリオプレシピテートの運用を推進したいと考える。

日本人での血液型分布をみると、A型とO型を合わせて全人口の約7割を占めており、A型およびO型患者にはA型クリオプレシピテートでの対応が可能である（O型患者へのA型クリオプレシピテート投与は異型適合輸血であり問題ない）。このような運用によって、AB型クリオプレシピテートは血型不明患者およびB型、AB型患者に対してのみ使用するだけでよくなり、その需要量は大幅に軽減されるであろう（表5）。

米国ではすでにA型クリオプレシピテートの運用が進んでいるが、それは米国白人ではA型とO型で人口の90％近くを占めるということも背景にあろう。一般的にA型FFPでは含有する抗B抗体価が高くなく、少量のA型血漿とB抗原保有者との間で起こる溶血反応も臨床的に問題となるほど強くはないことから、米国の外傷センターではA型FFPをすべての患者に使用しているところもあるようである[45]。なお残念ながら現時点で日本赤十字社には、クリオプレシピテートの製造と供給に向けた動きは見られない。

（2）フィブリノゲン製剤

フィブリノゲン製剤の歴史

わが国には、フィブリノゲンが濃縮された国産の血漿分画製剤としてフィブリノゲン製剤（フィブリノゲン-HT）がある。

1964年から非加熱製剤が流通し、1987年から乾燥加熱処理がなされるようになったが、この間、急性出血による低フィブリノゲン血症に対して主に産科領域で使用された。だが、C型肝炎の感染源として問題となり、訴訟が起きた。

ポイント
▶ AB型クリオプレシピテート備蓄の増加によるAB型FFPの在庫不足を防ぐには、A型クリオプレシピテートを活用しよう！

出血量がそれほど多くない妊産婦に対し、フィブリノゲン値の測定もなされずに同製剤が濫用されたことも大きな問題とされた。1994年からはSD処理加熱による病原微生物の不活化がなされた安全な製剤となっているが、1998年以降、先天性無フィブリノゲン血症患者に対してのみの保険適応に限定されている。

フィブリノゲン-HTは1本1g（¥25,000）を50mLの溶解液に溶かして投与するが、フィブリノゲン濃度は2.0g/dLとFFPの約10倍であり、クリオプレシピテートと同様、フィブリノゲン濃度上昇効果が非常に高い。ただしフィブリノゲン分画は第XIII因子との結合が強くて分離精製が難しいため、同製剤には相当量の第XIII因子が含まれることがわかっている。

また、フィブリノゲン製剤は溶解に5～10分ほど、投与開始から完了までに5～10分ほどを要するのみであり、迅速な投与が可能である。クリオプレシピテートと同様、フィブリノゲン製剤3～4gを一気に投与すれば、出血が続いている患者であっても血中フィブリノゲン値は少なくとも100mg/dLほど上昇すると期待され、フィブリノゲン濃度が止血可能域に達すると考えられる（図15）。表6にクリオプレシピテートとフィブリノゲン製剤、それぞれの主な長所・短所をまとめた。

フィブリノゲン製剤のエビデンス

欧州では「ヘモコンプレッタンP」というフィブリノゲンの血漿分画製剤（献血由来）が流通しており、2007年あたりから低フィブリノゲン血症による出血傾向に対して広く使用されるようになった[23, 33, 46, 47]。特に使用頻度の高い領域は、クリオプレシピテートの場合と同様、外傷、心臓血管外科手術、肝臓移植を含む肝臓外科手術、産科出血などである。ただいずれの領域においても、前方視的な無作為割付試験は行われておらず、高いレベルでのエビデンスが示されているわけではない。

にもかかわらず、特に高度な低フィブリノゲン血症が危機的出血もしくは生命予後の不良に直結する産科大量出血や外傷領域、心臓血管外科領域では、フィブリノゲン製剤の投与が強く推奨されている[48-50]。

ピットフォール

▶フィブリノゲン製剤が保険適用となっている先天性無フィブリノゲン血症のわが国での患者数は、現在70名ほどである。

ポイント

▶上手に振盪しないと激しく泡立つので注意！

図15　大量出血時の凝固障害（フィブリノゲン枯渇状態）に対して、FFPは無力

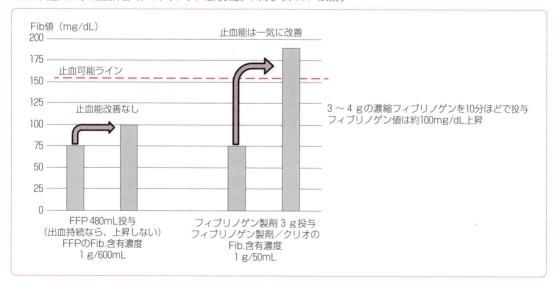

表6 クリオプレシピテートとフィブリノゲン製剤の長所・短所

	長 所	短 所
クリオプレシピテート	1. 容量が少なく溶解も5分ほどで、投与開始から10分以内に投与完了できる（FFP-480が40～50 mLとなる） 2. FFPとして保険請求できる	1. ウィルス不活化処理がされていない 2. 作製に2～4日かかり、大量供給は不可（備蓄量は3～6パックほど） 3. フィブリノゲン含有量が一定しない（FFP 4単位分で0.6～0.8g） 4. 有効期限は最大6ヶ月（通常は2ヶ月程度）と比較的短い 5. 血液型をあわせる必要がない 6. 日赤からの供給体制がなく、作製できる施設が限られている 7. 高価である（フィブリノゲン3g分が約10万円：場合によっては保険査定を受け、病院負担となる）
フィブリノゲン製剤	1. ウィルス不活化処理がされており、安全性が高い 2. 容量が少なく（1本1gが50 mL）、短時間で投与できる 3. フィブリノゲン含有量が一定で、投与量が明確である 4. 有効期限は2年以上と長い 5. 血液型選択の必要がない 6. 分画製剤であり、備蓄が容易（産科クリニック、血液供給事情の悪い僻地・離島など）	1. 溶解操作にコツがあり、不慣れだと時間がかかる 2. 後天性フィブリノゲン欠乏症に対して保険適応がない（1g2万5千円の薬剤費は病院負担）

　周術期や重症外傷において、FFPまたはフィブリノゲン濃縮製剤を患者に投与した転帰（出血量、輸血必要量、収容期間、生存率、血漿フィブリノゲン濃度）を報告した91件（71件がFFP投与、20件が投与）の研究結果（1995～2010）を総括したシステマティック・レビューでは、以下のように述べられている[51]。全体として、FFPは研究結果の28％で良い影響を、22％で負の影響を示し、FFPが死亡率を減少させたという証拠は限定的であった。フィブリノゲン濃縮製剤 vs. 対照群の比較ではエビデンスは一貫してプラス（＝良い影響）であり（全結果の70％）、負の影響はなかった（5つの研究）。質の高い3つの研究で、フィブリノゲン濃縮製剤はFFPと直接比較され、出血量、同種輸血必要量、ICU在室期間と在院期間の減少、血漿フィブリノゲン濃度上昇の点で優れていた。手術および重症外傷患者でのFFPの臨床的有効性は支持されず、有害である可能性が示唆された。周術期には、フィブリノゲン濃縮製剤の投与が転帰項目の改善と関係しているようである。

　手術室や救急センターにおいて（後述する）Point of Care Testing（POCT）により凝固能（フィブリノゲン値）を評価し、その結果に応じ目標値を設定してフィブリノゲン製剤を投与することは、重篤な凝固障害患者の止血とそれによる予後改善のために、いまや不可欠な対応策となっていると言えよう[52]。

▶ 8 Point of Care Testing（POCT）の効用

フィブリノゲン製剤の安全性

　他の血漿分画製剤と同様、フィブリノゲン製剤の安全性については、非常に高いと考えられる[53]。クリオプレシピテートと違って、病原微生物の混入やTRALI発症のリスクはきわめて低い。海外からの報告では、アナフィラキシーを含むアレルギー反応を起こした症例はあるが、その頻度は0.03％程度である。同じく海外からの報告で血栓性合併症も28例ほど（頻度は約0.05％）で起きて

いるが、**そのほとんどは複雑な臨床病態において他の（向血栓性の）凝固因子濃縮製剤が併用されている症例であった**。もちろん、わが国で使用されているフィブリノゲン-HTについても、1998年以降、感染症の伝播や血栓性合併症の報告はない。

フィブリノゲン製剤の今後

このように見てくると、フィブリノゲンが濃縮された製剤（すなわちフィブリノゲン製剤およびクリオプレシピテート）の供給体制がなく合法的に使用できないのは、先進国の中で日本だけであろう。これは、大量出血患者を診療する日本の臨床医にとって、非常に大きなハンディになっていると言える。

一昨年、心臓血管外科領域での大血管置換術に対するヘモコンプレッタンPの適応取得を目指して、わが国を含む国際的なランダム化比較試験が行われたが、最終的にその有効性を証明できず承認申請は見送られた。しかし我が国では間もなく、再び心臓血管外科領域での大血管置換術を対象としたフィブリノゲン-HTの臨床試験が始まろうとしており、適応取得に向けた結果が期待される。

（3）活性型第 VII 因子製剤

活性型第 VII 因子製剤は本来、インヒビター保有血友病および後天性血友病に対して使用する製剤であるが、多発外傷や産科大量出血など制御困難な出血症状に対しての有効例が報告されている[54, 55]。本来の適応症では90μg/kgの投与が一般的であるが、大量出血症例の場合には、20～200μg/kgが投与され

図16 フィブリノゲン製剤と活性型第 VII 因子製剤

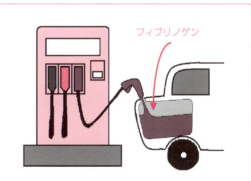

- ✓ フィブリノゲンはエンジンを動かすためのガソリン
  ⇩
  ガス欠状態（フィブリノゲン枯渇）では、まずガソリンを補充すべき

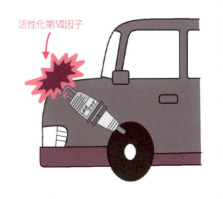

- ✓ ノボセブン（活性型第Ⅶ因子）は強力な点火プラグ
  ⇩
  ガス欠状態では何度発火させてもエンジンはかからずバッテリーがあがるだけ

ている。わが国でも産科大量出血症例に対し、現在までに20例ほどの報告があり[56]、危機的出血を食い止めて妊産婦の救命に寄与したと評価できる症例もある。活性型第VII因子製剤の本質をひとことで言えば、**"最強のトロンビン生成剤"**である。大量の活性型第VII因子によって凝固反応が一気に進み、急激に大量のトロンビンが産生されると考えられる。しかし、いくらトロンビンがあってもフィブリノゲン濃度が止血可能域を維持していなければ止血栓は形成されず、活性型第VII因子の止血作用は発揮されないことになる▶。止血栓の原材料はあくまでもフィブリノゲンであり、自動車に例えればガソリンの役割を果たすが、活性型第VII因子は点火プラグのごとく強力な発火源となり得るに過ぎない（図15）。しかも、活性型第VII因子の適切な投与量や投与基準を明確に示した報告はなく、DICや血栓症を惹起する可能性もあるので、その投与は慎重に行うべきである。フィブリノゲンを十分に補充してフィブリノゲン値が200mg/dLを超えてもなお止血が得られない場合にのみ、限定して使用すべきであろう。

> **ポイント**
> ▶活性型第VII因子製剤は"最強のトロンビン生成剤"であるが、フィブリノゲンが十分になければ止血効果が発揮されない！

活性型第VII因子製剤のエビデンス

現在までに、大量出血や危機的な急性出血に遭遇するさまざまな領域で活性型第VII因子製剤の無作為化臨床試験が行われている。具体的には多発および頭部外傷症例、心臓血管外科手術症例、頭蓋内出血症例、上部消化管出血症例、肝臓移植術症例、造血幹細胞移植症例などを対象とした臨床試験である。

しかしいずれの試験も、組み入れ症例数が少ない、一定した投与量・投与スケジュールが決められていない、エンドポイントの設定が不十分である、などの理由で、エビデンスレベルの高い有効性を示せていない。少なくとも臨床的にインパクトのある、死亡率の低下、出血量・輸血量の減少、有害事象の減少といった評価項目については、活性型第VII因子製剤の優位性が認められなかった。

逆に、副作用としての血栓塞栓症の発症は5～10％の症例に認められ、安全性が非常に懸念される結果となった。その中には、脳血栓塞栓症（21％）や心筋梗塞（19％）など生命にかかわる重篤な動脈血栓症も相当数含まれている。

結論的には、「凝固障害を背景にもつ大量出血および危機的な急性出血に対して、活性型第VII因子製剤が有効であるとするエビデンスはなく、安全性も確立されていないので、その使用はきわめて慎重に行う必要がある」と言えるであろう[57]。なお薬価も非常に高く、1バイアル5mgが約¥460,000である。

（4）プロトロンビン複合体製剤

プロトロンビン複合体製剤（PCC）には、活性化されていないプロトロンビン複合体を含んでいる製剤と活性化されたプロトロンビン複合体を含んでいる製剤がある。わが国で入手可能なのは、前者がPPSB-HT、後者がファイバであり、いずれも、プロトロンビン、第VII因子、第IX因子、第X因子を高濃度で含む濃縮製剤である。本来の適応症は、前者が血友病B、後者がインヒビター保有血友病および後天性血友病であり、一般的な出血患者には保険適応がない。

しかし、大量出血患者の止血凝固能を一気に上げて止血を図るという意味では、単独で、あるいはフィブリノゲン製剤およびクリオプレシピテートとの併

> **略語**
> PCC: prothrombin complex concentrate

用投与で、効力を発揮する可能性がある[58-60]。

　心臓血管外科手術中の大量出血、ワーファリン過量投与患者の危機的出血（頭蓋内出血を含む）、トロンビン阻害剤および活性型第X因子阻害剤服用患者の大量出血／外傷の際には、FFP投与に比べすみやかに止血を達成できると期待される。特に近年、高齢者の増加にともない心房細動患者に対する処方例が急増している活性型第X因子阻害剤については、出血性合併症への対策が切望されている。適応外ではあるが、PPSB-HT 25～50単位/kgの静脈内投与を試みるか、あるいは2,000単位（＝100mL：約￥130,000）程度をボーラス投与してみる。

　ファイバの場合も25～50単位/kg（1,500～2,000単位＝30～40mL：約￥280,000～370,000）を静脈内投与するが、こちらは活性化された凝固因子を含んでいるので、活性型第VII因子製剤と同様、血栓性合併症の発症リスクがあることを念頭に置かなければならない。アナフィラキシー・ショックを含むアレルギー反応を起こすリスクもあるので、その投与は慎重に行う必要がある。

　ただ、いずれの製剤も一般的な出血患者における止血目的での投与については、大規模な前方視的無作為割付試験での有効性を示す、質の高いエビデンスを得ることが必要となろう。なおPPSB-HTについては、先天性プロテインC欠乏症での消費性凝固障害にともなう多発性の紫斑に対して、非常に有効であることが経験されている。

> ピットフォール
> ▶ PCCはワーファリン服用患者の急性出血に対して威力を発揮する！

（5）第XIII因子製剤

　凝固第XIII因子はトロンビンにより活性化されると、フィブリノゲンから生成されたばかりの単量体のフィブリン・モノマーを、多量体である不溶性のフィブリン・ポリマーへと重合させる役割を担う（図17a）。したがってその欠乏はフィブリンの重合不全を招き、フィブリン止血栓の脆弱性による出血傾向を呈する。また既述したように第XIII因子には、線溶阻害因子である$α_2$-PIやTAFIをフィブリン血栓上でクロスリンクさせることにより、プラスミンの血栓溶解作用をブロックするという線溶阻害作用がある（図17b）[61]。第XIII因子欠乏によってこの線溶阻害作用が発揮できなくなると、線溶亢進による「後出血」と言われる出血傾向が招来される。

　さて後述するように、線溶亢進を背景とした出血傾向がみられる産科大量出血や外傷性出血の際には、フィブリン血栓の溶解が急速に進むので、フィブリン重合にはたらく第XIII因子の消費も速いと考えられる。フィブリノゲン値の低下度からみて、第XIII因子も容易に50～60%を下回るであろうと推測される。また、心臓血管外科領域での大血管置換術中においても線溶亢進がみられるが、特に人工心肺離脱以降には第XIII因子の50%程度の低下が認められ、ウージングのような出血傾向に拍車をかけている可能性がある（図18）[62]。このような状況においては、第XIII因子を補充して十分な血中濃度を維持することが、フィブリン血栓を強固にし、出血傾向の抑制および止血に有利にはたらく可能性がある[63,64]。しかし、冠動脈バイパス術症例を対象とした多施設共同の二重盲検試験（n=409）では、第XIII因子投与群とプラセボ群との間に、輸血回避率や輸血量に有意差は見られなかった[65]。一般的に、凝固障害が重篤になりやすいと考えられる大血管置換術症例を対象とした臨床試験の結果

> 略語
> $α_2$-PI：alpha2-plasmin inhibitor
> TAFI：thrombin activatable fibrinolysis inhibitor

> ポイント
> ▶ 第XIII因子のはたらきは、"フィブリン重合作用"と"線溶阻害作用"
> $α_2$-PIはプラスミンと結合してそのフィブリン溶解作用を阻害する。TAFIはトロンビンによって活性化されると、プラスミノゲンの結合部位であるフィブリン上のリジン残基を切断し、線溶活性化反応を阻害する。
> ▶ 産科大出血における止血対策の実際については15 16を参照

図17a 第 XIII 因子のはたらき：フィブリン重合

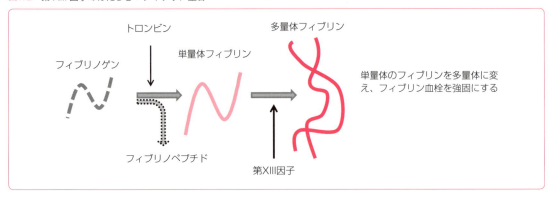

単量体のフィブリンを多量体に変え、フィブリン血栓を強固にする

図17b 第 XIII 因子のはたらき：線溶阻害機能

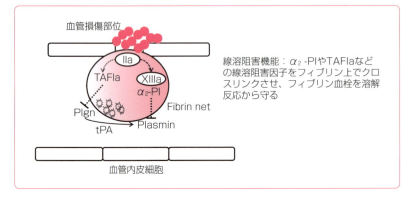

線溶阻害機能：α_2-PIやTAFIaなどの線溶阻害因子をフィブリン上でクロスリンクさせ、フィブリン血栓を溶解反応から守る

略語
IIa：トロンビン
Plgn：plasminogen

が待たれる。

第 XIII 因子濃縮製剤の運用

　第 XIII 因子の補充は FFP でも可能であるが、既述したように FFP は濃縮されていないため、第 XIII 因子を十分に補充しようとすると容量負荷が大きくなってしまう。

図18 胸部大動脈瘤術中から術後の XIII 因子

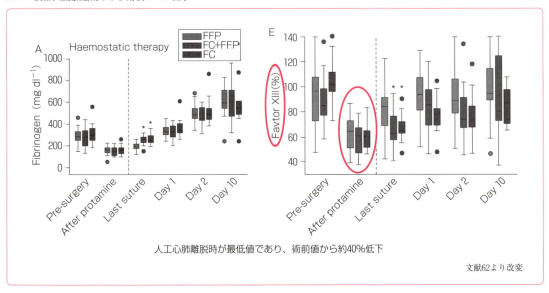

人工心肺離脱時が最低値であり、術前値から約40％低下

文献62より改変

そこで注目されるのが第XIII因子の濃縮製剤である。わが国では以前から第XIII因子の血漿分画製剤として、フィブロガミンPが流通している。フィブロガミンPは、先天性第XIII因子欠乏による出血傾向、第XIII因子低下にともなう縫合不全および瘻孔に対して適応を有するが、最近になって後天性第XIII因子欠乏による出血傾向に対しても使用できるようになった。

　フィブロガミンPは1バイアルを4 mLの溶解液に溶かして投与するもので、第XIII因子が血漿の約60倍以上に濃縮されており、1日に3～6バイアル（1バイアル：約￥4,800）の投与で血中XIII因子濃度は100％以上に上昇すると期待される。もちろんクリオプレシピテートにも高濃度の第XIII因子が含まれており、第XIII因子濃縮製剤と同様な効果が期待できる。

　線溶亢進状態にあって著明な出血傾向を認めた場合、（外注による検査項目である）第XIII因子の測定結果を待たずに第XIII因子濃縮製剤およびクリオプレシピテートを投与することで、止血の改善が得られる可能性がある。欧州の周術期出血に対するガイドラインにおいても、手術患者にて術中に第XIII因子が60％以下となり活動性出血を認めた場合には、十分な血中フィブリノゲン濃度を維持した上で第XIII因子の補充を行うことが推奨されている[66]。

8 Point of Care Testing（POCT）の効用

　手術中の大量出血や重症外傷、産科大量出血など、止血のための輸血治療を一刻も早く始めたい場合であっても、従来は検査室での凝固検査によって凝固障害の原因と程度を評価することはほとんどなかった。

　それは、凝固検査結果を待っていたのでは対応が遅れてしまう、であるとか、凝固検査値が悪くてもFFPを投与するしかない、などの理由からであろうと思われる。実際に、採血による検体採取から検体搬送、検査室での凝固検査実施、結果返却までをトータルすると、30〜60分を要すると考えられる。毎分100〜150mLの出血をきたすような大量出血症例も時にはあり、数分〜10分以内で凝固能を評価できることが望ましい。

　また、現在に至るまで凝固検査として汎用されているPT, APTT検査は、必ずしも患者の止血凝固能を反映できるとは言えない▶。PT, APTT値によって出血のしやすさを判断することがむずかしい理由としては、PT, APTT検査は血小板を除いた血漿を用いるため血管傷害部位での活性化血小板に依存する凝固反応を反映できないこと、PT, APTT値の測定は第XIII因子によるフィブリン重合反応が起こる前に終わってしまうため、血餅（クロット）の強度を評価できないこと、などが挙げられる。

　そこで注目されているのが「Point of Care Testing（POCT）」、つまりリアルタイムでの凝固能評価とそれに続く（止血目的の）輸血治療の開始を可能にする迅速検査機器である。現在、臨床現場に導入されているのはトロンボエラストメトリー（ROTEMおよびTEG）とコアグチェックの2つで、どちらも小型のポータブル機器であり、ベッドサイドにて全血を用いての迅速検査が可能である。

▶「FFP輸血のトリガー値」（54頁）で詳述

略語
ROTEM：rotation thromboelastometry
TEG：thromboelastography

トロンボエラストメトリー

　トロンボエラストメトリーとは、キュベット内で血液の凝固反応を活性化し、血餅形成にしたがって変化する血液粘度を、回転ピンに負荷される機械的インピーダンスとして光学センサーにより測定する装置である。

　300μLの全血検体を用いて自動ピペッティング操作で測定するものであり、外因系／内因系の凝固活性化剤によって惹起されるクロット形成反応を経時的に観察できる。

　血液凝固のプロセスは、フィブリン血栓形成が始まるまでの時間をclotting time（CT）、フィブリン血栓形成の初期速度をclot formation time（CFT）およびalpha angle（α角）、フィブリン血栓形成の最大粘度をmaximum clot firmness（MCF）、フィブリン血栓溶解反応（線溶反応）の程度をmaximum lysis（ML）としてそれぞれ示される（図19）。このようにトロンボエラストメトリーでは、凝固異常の質的な鑑別診断、つまり、外因系凝固経路（EXTEM）、内因系凝固経路（INTEM）、フィブリノゲン濃度およびフィブリン重合反応（FIBTEM）、線溶反応（APTEM）のいずれに問題があるかを評価できる。表7に各反応を評価するために用いる試薬の一覧を示す[67]。ランニングコストは比較的高いものの、検査室での血漿を用いた検査結果との相関性

2 大量出血にどう対応するか

図19 ROTEM（TEG）による止血障害検査

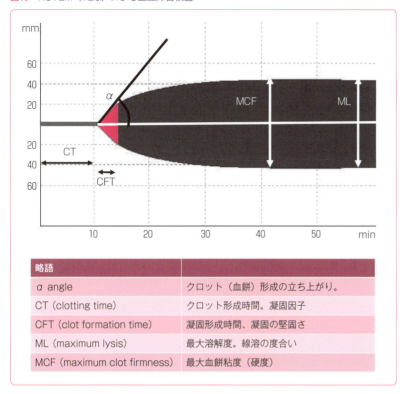

略語	
α angle	クロット（血餅）形成の立ち上がり。
CT（clotting time）	クロット形成時間。凝固因子
CFT（clot formation time）	凝固形成時間、凝固の堅固さ
ML（maximum lysis）	最大溶解度。線溶の度合い
MCF（maximum clot firmness）	最大血餅粘度（硬度）

表7 トロンボエラストリーで用いる血液活性剤の種類

評価項目	ROTEM	TEG
Non activated assay	なし（NATEM）	なし（Native）
外因系凝固経路	組織因子（EXTEM）	適応テストなし
内因系凝固経路	エラグ酸（INTEM）	カオリン（Kaolin）
フィブリン重合	EXTEM＋サイトカラシンD（FIBTEM）	適応テストなし
血小板機能の評価	適応テストなし	ヘパリン採血サンプルに、バトロキソビン、活性化第XIII因子を加え、ADPまたはアラキドン酸を添加（Platelet Mapping）
線溶反応の有無	EXTEM＋アプロチニン（APTEM）	適応テストなし
ヘパリンの影響を除外した凝固能	エラグ酸とヘパリナーゼ（HEPTEM）	カオリン、ヘパリナーゼ（Heparinase）
直接トロンビン阻害剤の効果	エカリン（ECATEM）	適応テストなし

（文献67より引用）

もよい。この中で大量出血の際にもっとも重要な評価項目は、抗血小板剤サイトカラシンDを添加することによって測定するフィブリノゲン濃度およびフィブリン重合反応（FIBTEM）▶であろう。具体的にはMCF幅の値から、低フィブリノゲン血症の程度や、第XIII因子が関わるフィブリン重合反応の良し悪しがわかり、ある程度、定量的な評価も可能である（図19）[68, 69]。MCF値をもとにして、低フィブリノゲン血症の改善のために補充すべきフィブリノゲンの量も、以下の計算式から求められる。

ポイント
▶短時間（10分前後）でフィブリノゲン欠乏の有無を評価できるFIBTEM

図20 フィブリノゲン値迅速診断1：ROTEM（TEG）

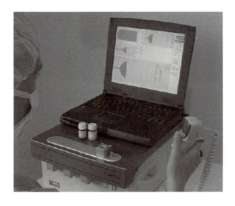
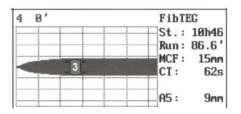

フィブリノゲン正常範囲

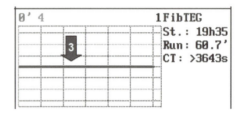

フィブリノゲン欠乏状態

・オペ室に置けるポータブル機器
・全血のままでOK
・迅速な検査結果（10〜15分）
・簡単操作（自動ピペッティング）
・凝固活性、クロット形成・強度、線溶活性を評価できるマルチ機能

フィブリノゲン必要量（g）＝（15−MCF）×kg/140

フィブリノゲン必要量＝（15−MCF）×体重kg÷140。

　ただし、トロンボエラストメトリーの結果には、患者のヘマトクリット値が大きく影響する[70]。実際の血餅形成過程においては、フィブリン網が赤血球のまわりを取り囲むような形で血餅が作られていくので、赤血球が少ない（＝ヘマトクリット値が低い）環境ではフィブリン網がより密になり、結果としてフィブリノゲン濃度を示すMCF値が実際より大きく算出されてしまうことになる。

　また図21に示すように、血餅溶解に要する時間の短縮が見られた場合には線溶亢進状態にあると考えられ、抗線溶療法の要否を判断できる。以上述べたように、トロンボエラストメトリーは心臓血管外科領域や（肝臓移植術を含む）肝臓外科領域、産科領域、外傷領域などにおいて、止血・凝固線溶異常のリアルタイムな原因診断から輸血治療の選択の際にもっとも威力を発揮すると考えられる。

コアグチェック

　一方、コアグチェック（＝ドライヘマト）（図22）は、血液がカートリッジ式の試薬カード内で磁気を帯びた粒子と混ざり合い、その後に凝固し始めると、磁力による粒子の運動が鈍くなるのを光学的に検出する装置である。検体量は全血25μLで、PT, APTT、フィブリノゲン値などが1〜2分で測定でき、フィブリノゲン測定値も検査室で用いられている従来のクラウス法とよく相関するとされている[71]。ただし、トロンボエラストメトリーと同じように測定値は患者のヘマトクリット値に影響を受けるので、測定後、計算式により値を補正する必要がある。ピペッティング操作は簡単ではあるが、ある程度慣れない

図21 線溶（血栓溶解）亢進状態の評価

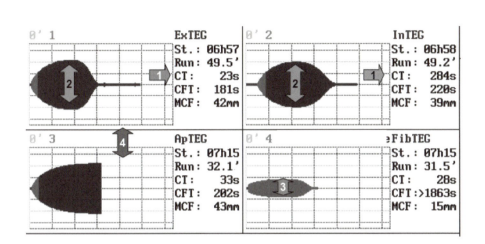

1．ノーマルクロッティング時間（EXTEM）、中程度にクロッティング時間が延長（INTEM）
2．クロット形成阻害（EXTEM と INTEM）
3．ノーマルクロット形成（FIBTEM）；
　フィブリノーゲン欠損／クロット重合化抑制はみられない
4．溶解（EXTEM）

図22 フィブリノゲン値の迅速測定2：ドライヘマトシステム：CG02N

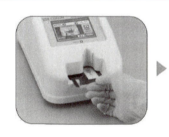 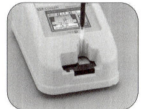

● 測定項目
1．PT（秒，％，INR）
2．APTT（秒，Ratio）
3．フィブリノゲン（mg/dL）
4．トロンボテスト（秒，％）
5．HPT（秒，％）

・手術室に置けるコンパクトな測定装置
　（A4サイズ未満）
・全血検体25μlでの測定
・測定時間は1〜2分
・従来のクラウス法とよく相関し、精度も高い
・洗浄などのメンテナンス不要
・本体価格：約90万円

と測定値が安定しない。
　トロンボエラストメトリーと同様、迅速に低フィブリノゲン血症の有無や程度を評価し、フィブリノゲン補充開始のトリガーを決める際には非常に有用であり、手術室や救急現場に導入する施設も出てきている。

POCTシステムのエビデンス

　さて、このようなPOCTシステムの導入によって、輸血療法、特に止血凝

固障害を改善させる輸血治療（FFP輸血や血小板輸血など）はどのように変わりうるのか、心臓血管外科手術領域を例に見てみよう。

冠動脈バイパス術、弁置換術および大血管置換術を含む心臓血管外科手術において、TEGを指標としたアルゴリズムに基づく輸血を行った患者群では、赤血球輸血を受けた患者の割合が対照群の65％に対し42％と低かった。赤血球輸血以外の輸血についても、対照群ではFFP輸血を受けた患者の割合が30.8％、血小板輸血が28.8％であったのに対し、TEG群ではFFP輸血が7.5％、血小板輸血が13.2％と有意に少なかった[72]。特にFFP輸血については、投与量も対照群と比べてTEG群で平均84％も減少しており、必要かつ最小限の輸血治療が可能であることを示唆している▶。また最近の心臓血管外科手術患者（n＝3,865）における後方視的コホート研究によると、POCTに基づく輸血治療により、FFP輸血量は有意に減少したが、フィブリノゲン製剤やPCCの使用量は増加したという[73]。

このようにPOCTによる凝固障害の評価とそれに基づく輸血治療は、心臓血管外科手術における輸血量を大きく減少させ、手術患者の予後改善に寄与するものと考えられる[74]。

外傷患者や産科領域においても、POCT（ROTEM）によって凝固障害の程度と推移が迅速に評価でき、それに基づく輸血治療によって出血量・輸血量を減少させうる可能性が指摘されている[75、76]。

たとえば欧州から、外傷患者の外傷センター到着直後にROTEMによって凝固能を評価し、その結果に基づいて止血目的の輸血治療を行うプロトコールを使用した報告がなされた[77]。具体的には、FIBTEMでMCFが10mm未満を示した患者にはフィブリノゲン製剤2～4g を投与し、EXTEMでのCTが1.5以上を示した場合にはPCC（20単位/kg）を投与した。その結果、フィブリノゲン製剤が投与された患者は131名中128名に及び、FFPおよび血小板製剤が投与された患者はそれぞれ12名、29名にとどまった。対象総患者の致死率は24.4％であり、これは予測致死率の28.7～33.7％を有意に下回った▶。また産科大量出血患者においても、FIBTEMによるフィブリン血栓強度の評価によって、出血量や必要な輸血量が予測できると報告されている[78]。

このように、ROTEMによっていち早く低フィブリノゲン血症の有無と程度を判断し、クリオプレシピテートやフィブリノゲン製剤による迅速なフィブリノゲン補充治療を開始して止血を図ることは、FFPや血小板製剤の使用削減～有害事象減少のみならず、外傷患者の救命および転帰の改善に大きく貢献する可能性があると言えよう。

この他にも、トロンボエラストメトリーを用いたPOCTによる周術期止血管理によって、総輸血量やFFP投与量の減少[79-81]、それによる輸血コストの減少[82]、患者の予後改善が得られたとする報告がいくつかある[83、84]。POCTによって評価される治療介入の必要な凝固障害に対しては、凝固因子が濃縮された分画製剤の投与がより有効であることが示唆されている[61]。

POCTシステムの導入により、大量出血患者など主として重篤な凝固障害を呈している患者において、よりタイムリーで実効性の挙がる、止血目的の輸血治療が可能になると期待される[85、86]。これはPBMの観点からも非常に重要であろう。すでに米国の胸部外科学会や心臓血管麻酔学会では、POCTシス

ポイント
▶ POCT活用により心臓血管外科手術でのFFP輸血量、血小板輸血量は有意に減少！

ポイント
▶ POCTおよびフィブリノゲン製剤投与により、外傷患者の救命率が向上

テムに基づいた各種血液製剤の使用を推奨している。今後は、凝固障害による大量出血が問題となる複数の領域において、POCTシステムによる止血目的の輸血治療が出血量・輸血量の減少だけではなく生存率を含めた患者予後の改善をもたらせるかどうか、多施設での前方視的な試験が必要である。

　ただ忘れてはならないのは、せっかくPOCTシステムを利用して凝固障害〜出血傾向の原因をリアルタイムで診断できても、それに対して実効性の挙がる輸血用製剤を使えなければ意味がないということである。高度な低フィブリノゲン血症を一気に改善させ得るクリオプレシピテートやフィブリノゲン製剤を使用できない現在の日本▶は、まさにそのような状況にあり、この状況が一刻も早く改善されることを切に望む次第である。

|ピットフォール|
▶ POCTの活用にはフィブリノゲンの濃縮された製剤が必要

9 Massive transfusion protocol（MTP）

増えてきた止血重視のMTP

　Massive transfusion protocol（MTP）すなわち「大量輸血プロトコール」は、主として外傷患者に対する緊急輸血に対応するために始まった輸血対策のひとつである。当面の出血性ショックから離脱して生命を維持するため、RBC、FFP、血小板製剤をあらかじめ決まった比率で準備し、早期に投与する方法である。特に現在運用されているMTPの多くは凝固障害と血小板減少の予防に重点が置かれたものとなっており、止血のための輸血治療が重視されるようになってきたと言える。欧米では重症外傷患者の輸血においてMTP使用により生存率が改善したとする報告が多く、MTPを整備して運用している大規模外傷センターは急増している。日本の救命救急センターでもMTPを導入する施設が増えてきてはいるが、手術患者におけるMTPの有用性はいまだ不明であり、確立されたものとはなっていない。

　欧米の大規模外傷センターでは重症出血性ショックの治療にあたり、各施設で定めたMTPが発動されるのが長年の慣例となっている。以前は、MTPで払い出されるのは赤血球製剤のみであり、FFPや血小板製剤などの成分製剤が必要なときはその都度依頼しなければならなかった。また、希釈性または消費性凝固能障害および血小板数の低下が検査結果で確認されるまでは、FFPや血小板製剤を投与すべきではないとされていた。

　しかし最近では、大量輸血時にはRBC、FFPおよび血小板製剤をほぼ1：1：1の比率で投与する成分輸血法が全血輸血に近い生理的な組成であるとして推奨されている[87, 88]。この方法（hemostatic resuscitation＝止血重視輸血法）では、凝固障害〜止血不全を早急に是正することが最優先される。この是正により出血が早く制御されれば、生存率が改善するであろうという考えに基づいた方法である。

　基本的にRBCはO型Rh（＋）6単位を未交差で準備〜投与するが、それによる急性溶血性副作用の発症リスクはきわめて低い（0.4％）ようである。そしてFFPについては、あらかじめ融解済みのAB型もしくはA型FFP（海外では有効期限24時間または5日間）が準備され、ただちに投与できる体制が採られている施設もある。この点、融解後FFPの使用期限が短いわが国では、MTPの有用性が生かされない現状がある。最近では、CPD液で保存された有効期限26日の液状血漿をMTPに使用しているところもある。

MTPの導入状況

　最近の米国でのMTP導入状況について、次のように報告されている[89]。レベルI、レベルIIの外傷センター59施設のうち、ほとんどの施設（54施設）はMTPを運用していたが、その18％は1年以内に、65％は5年以内に始まったところであり、比較的最近になって運用開始されたものであった。また、その半数はRBC：FFPを1：1とするものであったが、最初の投与セットの中にFFPが含まれていない施設が38％、血小板製剤が含まれていない施設は78％もあると指摘されている。MTPの内容自体は施設によって大きく異なっ

ピットフォール
▶ MTPを導入している施設の多くは外傷センター

ており、標準化されていないことが伺われる。

　一方、MTPにおいてRBC、FFPおよび血小板製剤を1：1：1の比率で投与する方法と2：1：1で投与する方法を比較したランダム化比較試験の結果によると、24時間以内ならびに30日後の死亡率については両群間で差がなかったが、1：1：1投与群で24時間以内の失血死は有意に低く、止血達成率は有意に高かった[90]。ただし、FFP：RBCの投与比率が高ければ生命予後がよくなるかというと必ずしもそうとは言い切れないようである。それには、積極的なFFP投与によってTRALIや肺水腫、多臓器不全などの発症例が増加するということも関係しているかもしれない。

　その他、RBC 10単位＋FFP 4単位＋血小板製剤2単位からなる規定の初回セットを即座に払い出し、以降は中止指示が出されるまでRBC 6単位＋FFP 4単位＋血小板製剤2単位の規定セットを次々に払い出すという「外傷大量出血プロトコール」が運用されている施設もある[91]。

　プロトコール導入前に大量輸血（24時間で赤血球濃厚液を10単位以上投与）が実施された患者コホートとの比較を行ったところ、外傷大量出血プロトコール運用開始後は死亡率が74％低下し（$p=0.001$）、血液製剤の総使用量も有意に減少したことが明らかになった。多臓器不全、感染性合併症および人工呼吸器使用日数の減少と、腹部コンパートメント症候群の激減という効果も認められた。また、1：1：1の割合で準備したRBC、FFP、血小板をセットで鈍的外傷患者に投与するというMTPを発動したところ（n=116）、それ以前と比較して有意に赤血球、FFP輸血量および膠質液の投与量が減少し、総死亡率も36％から17％へと大きく低下したとする報告もある[92]。

埼玉医科大学総合医療センターの場合

　筆者が所属する施設の高度救命救急センターでは、数年前より重症外傷患者に対するMTPを運用している。そして2014年4月からは、初療室で緊急開胸・開腹術を施行する必要のある場合や、ドクター・ヘリ搭乗医師により大量輸血が必要と判断された場合、病院到着後ただちにO型Rh（＋）RBC 6単位の投与を始めるとともに、（患者の血液型判定後）ABO同型のFFP-480数パックの解凍～投与、さらには（可及的すみやかに）ABO同型の血小板製剤10～20単位を発注～投与というMTPを運用している。そして大変ユニークなのは、赤血球輸血とほぼ同時にフィブリノゲン製剤3gの先制投与を行うという止血重視のMTPとなっている点である。このMTPの有用性および生命予後に及ぼす効果については、本書II部の「外傷領域」の項で詳述する。

心臓血管外領域のMTP

　一方、心臓血管外科領域での大動脈置換術におけるMTPの応用を検討した報告もある。

　そのひとつでは、腹部大動脈瘤破裂を強く疑った時点で、血小板製剤20単位、赤血球製剤10単位、FFP 10単位をただちに投与し、大動脈遮断解除30分前にさらに同量の血小板輸血を実施するという輸血指針の有効性を検討している[93]。さらに、循環血液量の2倍を越える出血量を認めた場合には血小板輸血を追加し、術中のFFPも赤血球製剤と同単位数を輸血するという指針が加えられた。

このようなMTPの運用により、従来の方法と比較してICU帰室時の血小板数が高くなり、APTTも短縮されていて術後の輸血量も少なくなった。そして、30日後の生存率も高かったと報告されている。また後方視的観察研究として、腹部大動脈瘤破裂168例で術中に10単位以上の赤血球輸血を受けた患者についての検討では、FFP投与量が高い群（RBC：FFP＝1：2）で術後30日後の死亡率が低かった[94]。

　さらに別の報告によると、腹部大動脈瘤破裂の緊急手術中に輸血パッケージが使用された症例では、使用されなかった症例より術後輸血量が少なく、30日後の生存率も高かった（66％ vs. 44％）[95]。そしてTEGの使用により、97％の精度で外科的要因による術後出血を同定することが可能であったという。

　「輸血パッケージ」の導入とTEGの使用という先進的な取り組みによって輸血療法の質が向上し、大量輸血患者の生存率の有意な上昇が認められたと評価している。さらに、早期からバランスのとれた輸血療法を行うことによって、大量出血患者の止血機能が維持されることがTEGの所見から確認された。このように外傷領域だけでなく、心臓血管外科領域を始めとする侵襲の大きい（出血量の多い）手術症例においても、MTPの運用が検討され始めている。

10 異型適合血輸血

　さて近年、大量出血患者など緊急時における異型適合血輸血の重要性が議論されている。すなわち、血液型不明患者に対してや、ABO 同型の赤血球製剤が不足した場合の O 型 RBC 輸血である。出血性ショックなど、救命のために一刻も早い輸血が必要な場合、患者の血液型判定や交差試験を行っている時間的猶予はない。したがって取るべき対応は、とりあえず患者の血液型判定のための採血だけは行っておき、ただちに O 型 Rh（＋）RBC の輸血を施行することである。

　多くの場合、6 単位ほどの赤血球輸血を行っている間に血液型判定も終わるので、その後は患者自身の ABO 型と一致した RBC 製剤を選択する。同時にRh 型の判定および不規則抗体のスクリーニングを行うが、Rh（＋）で不規則抗体陰性であれば交差試験は行わず（ノンクロス）、タイプ＆スクリーンによって ABO 型だけを一致させた RBC 製剤を投与すればよい。Rh 陰性もしくは不規則抗体陽性の場合、適合血を選択あるいは確保するには相応の時間を要するため、輸血の緊急度を勘案して対応することになろう。この場合、Rh 陰性患者に対する Rh 陽性血の輸血および不規則抗体陽性患者に対する未交差試験での赤血球輸血は、適合輸血とならない可能性がある。しかし、Rh（D）抗体や多くの不規則抗体が属する IgG の抗体が引き起こす一時的な不適合反応（溶血性副作用）が重篤となることはほとんどないので、緊急を要する場合はノンクロスにて時期を逸しない輸血治療を行うことが肝要である。

　FFP の異型適合血輸血については、RBC 同様、血液型不明患者への AB 型FFP 投与にほぼ限られる。FFP から作製するクリオプレシピテートについては、米国では主に A 型のクリオプレシピテートが備蓄・供給されており、O 型患者への投与は異型適合輸血となる。この運用によって米国では、A 型クリオプレシピテートのみで約 90％の患者に ABO 適合のクリオプレシピテート投与が可能となっている。また、血小板製剤の異型適合血輸血は、ABO 同型の血小板製剤が十分に確保できない場合や、HLA 適合血小板輸血の場合に行われることがある。ただし、O 型の血小板製剤の場合には含有する抗 A および抗 B 抗体の抗体価が高いことがあるので、血漿成分を除いた洗浄血小板を輸血するほうが安全である。

文献

16) Maki M. Blood coagulation, fibrinolysis, kinin formation and complement systems. In: Haemostasis and Thrombosis in Obstetrics and Gynecology. Die Medizinische Verlagsgesellschaft mbH. Marburg, Germany. 1991: 1-45.
17) Hiippala ST, Myllylä GJ, Vahtera EM. Hemostatic factors and replacement of major blood loss with plasma poor red cell concentrates. Anesth Analg 1995; 81: 360-5.
18) Velik-Salchner C, Haas T, Innerhofer P, Streif W, Nussbaumer W, Klingler A, Klima G, Martinowitz U, Fries D. The effect of fibrinogen concentrate on thrombocytopenia. J Thromb Haemost. 2007 May; 5(5): 1019-25.
19) 山本晃士：大量出血（希釈性凝固障害）に対する輸血療法．医学のあゆみ「周術期輸血療法 UPDATE」2008; 224: 205-9.
20) Levy JH, Szlam F, Tanaka KA, Sniecienski RM. Fibrinogen and hemostasis: a primary hemostatic target for the management of acquired bleeding. Anesth Analg 2012; 114: 261-74.
21) Levy JH, Welsby I, Goodnough LT. Fibrinogen as a therapeutic target for bleeding: a review of

22) Theusinger OM, Baulig W, Seifert B, Emmert MY, Spahn DR, Asmis LM. Relative concentrations of haemostatic factors and cytokines in solvent/detergent-treated and fresh-frozen plasma. Br J Anaesth. 2011 Apr; 106(4): 505-11.
23) Fenger-Eriksen C, Lindberg-Larsen M, Christensen AQ, Ingerslev J, Sørensen B. Fibrinogen concentrate substitution therapy in patients with massive haemorrhage and low plasma fibrinogen concentrations. Br J Anaesth 2008; 101: 769-73.
24) 髙松純樹．大量出血時の病態と輸血療法－フィブリノゲン濃縮製剤投与の有用性．医学のあゆみ 2010; 235: 66-71.
25) Fries D. The early use of fibrinogen, prothrombin complex concentrate, and recombinant-activated factor VIIa in massive bleeding. Transfusion. 2013 Jan;53 Suppl 1: 91S-5S.
26) Chowdhury P, Saayman AG, Paulus U, Findlay GP, Collins PW. Efficacy of standard dose and 30 ml/kg fresh frozen plasma in correcting laboratory parameters of haemostasis in critically ill patients. Br J Haematol 2004; 125: 69-73.
27) Collins PW, Solomon C, Sutor K, Crispin D, Hochleitner G, Rizoli S, Schöchl H, Schreiber M, Ranucci M. Theoretical modelling of fibrinogen supplementation with therapeutic plasma, cryoprecipitate, or fibrinogen concentrate. Br J Anaesth. 2014 Oct; 113(4): 585-95.
28) Bolliger D, Szlam F, Molinaro RJ, Rahe-Meyer N, Levy JH, Tanaka KA. Finding the optimal concentration range for fibrinogen replacement after severe haemodilution: an in vitro model. Br J Anaesth 2009; 102: 793-9.
29) Bolliger D, Gonsahn M, Levy JH, Williams WH, Tanaka KA. Is preoperative fibrinogen predictive for postoperative bleeding after coronary artery bypass grafting surgery? Transfusion 2009; 49: 2006-7; author reply 2007-8.
30) Fenger-Eriksen C, Moore GW, Rangarajan S, Ingerslev J, Sørensen B. Fibrinogen estimates are influenced by methods of measurement and hemodilution with colloid plasma expanders. Transfusion 2010; 50: 2571-6.
31) O'Shaughnessy DF, Atterbury C, Bolton Maggs P, Murphy M, Thomas D, Yates S, Williamson LM; British Committee for Standards in Haematology, Blood Transfusion Task Force. Guidelines for the use of fresh-frozen plasma, cryoprecipitate and cryosupernatant. Br J Haematol 2004; 126: 11-28.
32) Practice guidelines for perioperative blood transfusion and adjuvant therapy. An update report by the American Society for Anesthesiologists Task Force on perioperative blood transfusion and adjuvant therapy. Anesthesiology 2006; 105: 198-208.
33) Danés AF, Cuenca LG, Bueno SR, Mendarte Barrenechea L, Ronsano JB. Efficacy and tolerability of human fibrinogen concentrate administration to patients with acquired fibrinogen deficiency and active or in high-risk severe bleeding. Vox Sang 2008; 94: 221-6.
34) Sørensen B, Bevan D. A critical evaluation of cryoprecipitate for replacement of fibrinogen. Br J Haematol 2010; 149: 834-43.
35) Rahe-Meyer N, Sørensen B. Fibrinogen concentrate for management of bleeding. J Thromb Haemost 2011; 9: 1-5.
36) Levy JH, Goodnough LT. How I use fibrinogen replacement therapy in acquired bleeding. Blood 2015; 125: 1387-93.
37) Callum JL, Karkouti K, Lin Y. Cryoprecipitate: the current state of knowledge. Transfus Med Rev. 2009 Jul; 23(3): 177-88.
38) Alport EC, Callum JL, Nahirniak S, Eurich B, Hume HA. Cryoprecipitate use in 25 Canadian hospitals: commonly used outside of the published guidelines. Transfusion. 2008 Oct; 48(10): 2122-7.
39) Nascimento B, Goodnough LT, Levy JH. Cryoprecipitate therapy. Br J Anaesth. 2014 Dec; 113(6): 922-34.
40) Curry N, Rourke C, Davenport R, Beer S, Pankhurst L, Deary A, Thomas H, Llewelyn C, Green L, Doughty H, Nordmann G, Brohi K, Stanworth S. Early cryoprecipitate for major haemorrhage in trauma: a randomised controlled feasibility trial. Br J Anaesth. 2015 Jul; 115(1): 76-83.
41) Lee SH, Lee SM, Kim CS, Cho HS, Lee JH, Lee CH, Kim E, Sung K, Solomon C, Kang J, Kim YR. Fibrinogen recovery and changes in fibrin-based clot firmness after cryoprecipitate administration in patients undergoing aortic surgery involving deep hypothermic circulatory arrest. Transfusion. 2014 May; 54(5): 1379-87.
42) 山本晃士、西脇公俊、加藤千秋、花井慶子、菊地良介、柴山修司、梛野正人、木内哲也、上田裕一、髙松純樹．術中大量出血を防ぐための新たな輸血治療－クリオプレシピテートおよびフィブリノゲン濃縮製剤投与効果の検討－．日本輸血細胞治療学会誌2010; 56: 36-42.
43) 岩尾憲明、須波 玲、大森真紀子、樋口浩二、伏見美津恵、中嶋ゆう子、深澤宏子、小笠原英理子、小室真祐子、奥田靖彦、平田修司、星 和彦．産科大量出血に対するクリオプレシピテート

の有用性.日本輸血細胞治療学会誌2012; 58: 486-91.
44) 岩下義明、山本章貴、鈴木 圭、畑田 剛、武田多一、丸山一男、今井 寛.外傷患者に対するクリオプレシピテートの使用経験.日本集中治療医学会誌2015; 22: 23-6.
45) Parker LA, Fontaine M, Hunt J. Expanding the use of type A plasma in critical care patient resuscitation. Transfusion 2015; 55 (Suppl. 3): 169A.
46) Weinkove R, Rangarajan S. Fibrinogen concentrate for acquired hypofibirinogenaemic states. Transfus Med Rev 2008; 18: 151-7.
47) Kozek-Langenecker S, Fries D, Spahn DR, Zacharowski K. III. Fibrinogen concentrate: clinical reality and cautious Cochrane recommendation. Br J Anaesth. 2014 May; 112(5): 784-7.
48) Mallaiah S, Barclay P, Harrod I, Chevannes C, Bhalla A. Introduction of an algorithm for ROTEM-guided fibrinogen concentrate administration in major obstetric haemorrhage. Anaesthesia. 2015 Feb; 70(2):166-75.
49) Spahn DR, Spahn GH, Stein P. Indications and risks of fibrinogen in surgery and trauma. Semin Thromb Hemost. 2016; 42: 147-54.
50) Miceli A, Ranucci M, Glauber M. Fibrinogen concentrate as first-line hemostatic treatment for the management of bleeding in complex cardiac surgery. J Thorac Cardiovasc Surg. 2016 Feb; 151(2): 383-4.
51) Kozek-Langenecker S, Sørensen B, Hess JR, Spahn DR. Clinical effectiveness of fresh frozen plasma compared with fibrinogen concentrate: a systematic review. Crit Care 2011; 15: R239.
52) Fenger-Eriksen C, Ingerslev J, Sørensen B. Fibrinogen concentrate: a potential universal hemostatic agent. Expert Opin Biol Ther 2009; 9: 1325-33.
53) Solomon C, Gröner A, Ye J, Pendrak I. Safety of fibrinogen concentrate: analysis of more than 27 years of pharmacovigilance data. Thromb Haemost. 2015; 113(4): 759-71.
54) Ahonen J. The role of recombinant activated factor VII in obstetric hemorrhage. Curr Opin Anaesthesiol 2012; 25: 309-14.
55) Boffard KD, Riou B, Warren B, Choong PI, Rizoli S, Rossaint R, Axelsen M, Kluger Y; NovoSeven Trauma Study Group. Recombinant factor VIIa as adjunctive therapy for bleeding control in severely injured trauma patients: two parallel randomized, placebo-controlled, double-blind clinical trials. J Trauma. 2005 Jul; 59(1): 8-15
56) 小林隆夫.産科領域の大量出血と輸血療法.医学のあゆみ「周術期輸血医療UPDATE」2008; 224: 221-6.
57) Goodnough LT, Levy JH. The judicious use of recombinant factor VIIa. Semin Thromb Hemost. 2016; 42: 125-32.
58) Tanaka KA, Mazzeffi M, Durila M. Role of prothrombin complex concentrate in perioperative coagulation therapy. J Intensive Care. 2014 Oct 29; 2(1): 60.
59) Cappabianca G, Mariscalco G, Biancari F, Maselli D, Papesso F, Cottini M, Crosta S, Banescu S, Ahmed AB, Beghi C. Safety and efficacy of prothrombin complex concentrate as first-line treatment in bleeding after cardiac surgery. Crit Care. 2016 Jan 6; 20: 5.
60) Schöchl H, Forster L, Woidke R, Solomon C, Voelckel W. Use of rotation thromboelastometry (ROTEM) to achieve successful treatment of polytrauma with fibrinogen concentrate and prothrombin complex concentrate. Anaesthesia. 2010 Feb; 65(2): 199-203.
61) Bolliger D, Görlinger K, Tanaka KA. Pathophysiology and treatment of coagulopathy in massive hemorrhage and hemodilution. Anesthesiology. 2010 Nov; 113(5): 1205-19.
62) Solomon C, Hagl C, Rahe-Meyer N. Time course of haemostatic effects of fibrinogen concentrate administration in aortic surgery. Br J Anaesth. 2013 Jun; 110(6): 947-56.
63) Hethershaw EL, Cilia La Corte AL, Duval C, Ali M, Grant PJ, Ariëns RA, Philippou H. The effect of blood coagulation factor XIII on fibrin clot structure and fibrinolysis. J Thromb Haemost. 2014 Feb; 12(2): 197-205.
64) Kurniawan NA, Grimbergen J, Koopman J, Koenderink GH. Factor XIII stiffens fibrin clots by causing fiber compaction. J Thromb Haemost. 2014 Oct; 12(10): 1687-96.
65) Karkouti K, von Heymann C, Jespersen CM, Korte W, Levy JH, Ranucci M, Sellke FW, Song HK. Efficacy and safety of recombinant factor XIII on reducing blood transfusions in cardiac surgery: a randomized, placebo-controlled, multicenter clinical trial. J Thorac Cardiovasc Surg. 2013 Oct; 146(4): 927-39.
66) Kozek-Langenecker SA, Afshari A, Albaladejo P, Santullano CA, De Robertis E, Filipescu DC, Fries D, Görlinger K, Haas T, Imberger G, Jacob M, Lancé M, Llau J, Mallett S, Meier J, Rahe-Meyer N, Samama CM, Smith A, Solomon C, Van der Linden P, Wikkelsø AJ, Wouters P, Wyffels P. Management of severe perioperative bleeding: guidelines from the European Society of Anaesthesiology. Eur J Anaesthesiol. 2013 Jun; 30(6): 270-382.
67) 小川 覚、川崎 潤、田中健一.トロンボエラストメトリーを用いた周術期管理.日本血栓止血

学会誌2010; 21: 553-61.
68) Solomon C, Cadamuro J, Ziegler B, Schöchl H, Varvenne M, Sørensen B, Hochleitner G, Rahe-Meyer N. A comparison of fibrinogen measurement methods with fibrin clot elasticity assessed by thromboelastometry, before and after administration of fibrinogen concentrate in cardiac surgery patients. Transfusion. 2011 Aug; 51(8): 1695-706.
69) Huissoud C, Carrabin N, Audibert F, Levrat A, Massignon D, Berland M, Rudigoz RC. Bedside assessment of fibrinogen level in postpartum haemorrhage by thrombelastometry. BJOG. 2009 Jul; 116(8): 1097-102.
70) Rahe-Meyer N, Schöchl H, Ranucci M, Görlinger K. Effect of haematocrit on fibrin-based clot firmness in the FIBTEM test. Solomon C, Blood Transfus. 2013 Jul;11(3): 412-8.
71) Ogawa S, Tanaka KA, Nakajima Y, Nakayama Y, Takeshita J, Arai M, Mizobe T. Fibrinogen measurements in plasma and whole blood: a performance evaluation study of the dry-hematology system. Anesth Analg. 2015 Jan; 120(1): 18-25.
72) Shore-Lesserson L, Manspeizer HE, DePerio M, Francis S, Vela-Cantos F, Ergin MA. Thromboelastography-guided transfusion algorithm reduces transfusions in complex cardiac surgery. Anesth Analg. 1999 Feb; 88(2): 312-9.
73) Görlinger K, Dirkmann D, Hanke AA, Kamler M, Kottenberg E, Thielmann M, Jakob H, Peters J. First-line therapy with coagulation factor concentrates combined with point-of-care coagulation testing is associated with decreased allogeneic blood transfusion in cardiovascular surgery: a retrospective, single-center cohort study. Anesthesiology. 2011 Dec; 115(6): 1179-91.
74) Bolliger D, Tanaka KA. Roles of thrombelastography and thromboelastometry for patient blood management in cardiac surgery. Transfus Med Rev. 2013 Oct;27(4): 213-20.
75) Theusinger OM, Baulig W, Seifert B, Müller SM, Mariotti S, Spahn DR. Changes in coagulation in standard laboratory tests and ROTEM in trauma patients between on-scene and arrival in the emergency department. Anesth Analg. 2015; 120(3): 627-35.
76) Schöchl H, Cotton B, Inaba K, Nienaber U, Fischer H, Voelckel W, Solomon C. FIBTEM provides early prediction of massive transfusion in trauma. Crit Care. 2011; 15(6): R265.
77) Schöchl H, Nienaber U, Hofer G, Voelckel W, Jambor C, Scharbert G, Kozek-Langenecker S, Solomon C. Goal-directed coagulation management of major trauma patients using thromboelastometry (ROTEM)-guided administration of fibrinogen concentrate and prothrombin complex concentrate. Crit Care. 2010; 14(2): R55.
78) Collins PW, Lilley G, Bruynseels D, Laurent DB, Cannings-John R, Precious E, Hamlyn V, Sanders J, Alikhan R, Rayment R, Rees A, Kaye A, Hall JE, Paranjothy S, Weeks A, Collis RE. Fibrin-based clot formation as an early and rapid biomarker for progression of postpartum hemorrhage: a prospective study. Blood. 2014 Sep 11; 124(11): 1727-36.
79) Görlinger K, Fries D, Dirkmann D, Weber CF, Hanke AA, Schöchl H. Reduction of fresh frozen plasma requirements by perioperative point-of-care coagulation management with early calculated goal-directed therapy. Transfus Med Hemother. 2012 Apr; 39(2): 104-13.
80) Goodnough LT, Hill CC. Use of point-of-care testing for plasma therapy. Transfusion. 2012 May; 52 Suppl 1: 56S-64S.
81) Nakayama Y, Nakajima Y, Tanaka KA, Sessler DI, Maeda S, Iida J, Ogawa S, Mizobe T. Thromboelastometry-guided intraoperative haemostatic management reduces bleeding and red cell transfusion after paediatric cardiac surgery. Br J Anaesth 2015; 114: 91-102.
82) Spalding GJ, Hartrumpf M, Sierig T, Oesberg N, Kirschke CG, Albes JM. Cost reduction of perioperative coagulation management in cardiac surgery: value of "bedside" thrombelastography (ROTEM). Eur J Cardiothorac Surg. 2007 Jun; 31(6): 1052-7.
83) Weber CF, Görlinger K, Meininger D, Herrmann E, Bingold T, Moritz A, Cohn LH, Zacharowski K. Point-of-care testing: a prospective, randomized clinical trial of efficacy in coagulopathic cardiac surgery patients. Anesthesiology. 2012 Sep; 117(3): 531-47.
84) Tanaka KA, Bolliger D, Vadlamudi R, Nimmo A. Rotational thromboelastometry (ROTEM)-based coagulation management in cardiac surgery and major trauma. J Cardiothorac Vasc Anesth. 2012 Dec; 26(6): 1083-93.
85) Meybohm P, Zacharowski K, Weber CF. Point-of-care coagulation management in intensive care medicine. Crit Care. 2013 Mar 19; 17(2): 218.
86) Johansson PI, Stensballe J, Oliveri R, Wade CE, Ostrowski SR, Holcomb JB. How I treat patients with massive hemorrhage. Blood. 2014 Nov 13; 124(20): 3052-8.
87) Borgman MA, Spinella PC, Perkins JG, Grathwohl KW, Repine T, Beekley AC, Sebesta J, Jenkins D, Wade CE, Holcomb JB. The ratio of blood products transfused affects mortality in patients receiving massive transfusions at a combat support hospital. J Trauma. 2007 Oct; 63(4):805-13.
88) Stephens CT, Gumbert S, Holcomb JB. Trauma-associated bleeding: management of massive

transfusion. Curr Opin Anaesthesiol. 2016; 29: 250-5.
89) Schuster KM, Davis KA, Lui FY, Maerz LL, Kaplan LJ. The status of massive transfusion protocols in United States trauma centers: massive transfusion or massive confusion? Transfusion 2010; 50: 1545-51.
90) Holcomb JB, Tilley BC, Baraniuk S, Fox EE, Wade CE, Podbielski JM, del Junco DJ, Brasel KJ, Bulger EM, Callcut RA, Cohen MJ, Cotton BA, Fabian TC, Inaba K, Kerby JD, Muskat P, O'Keeffe T, Rizoli S, Robinson BR, Scalea TM, Schreiber MA, Stein DM, Weinberg JA, Callum JL, Hess JR, Matijevic N, Miller CN, Pittet JF, Hoyt DB, Pearson GD, Leroux B, van Belle G; PROPPR Study Group. Transfusion of plasma, platelets, and red blood cells in a 1: 1: 1 vs a 1: 1: 2 ratio and mortality in patients with severe trauma: the PROPPR randomized clinical trial. JAMA. 2015 Feb 3; 313(5): 471-82.
91) Cotton BA, Au BK, Nunez TC, Gunter OL, Robertson AM, Young PP. Predefined massive transfusion protocols are associated with a reduction in organ failure and postinjury complications. J Trauma 2009; 66: 41-9
92) Dente CJ, Shaz BH, Nicholas JM, Harris RS, Wyrzykowski AD, Patel S, Shah A, Vercruysse GA, Feliciano DV, Rozycki GS, Salomone JP, Ingram WL. Improvements in early mortality and coagulopathy are sustained better in patients with blunt trauma after institution of a massive transfusion protocol in a civilian level I trauma center. J Trauma. 2009; 66(6): 1616-24
93) Johansson PI, Stensballe J, Rosenberg I, Hilsløv TL, Jørgensen L, Secher NH. Proactive administration of platelets and plasma for patients with a ruptured abdominal aortic aneurysm: evaluating a change in transfusion practice. Transfusion. 2007; 47: 593-8
94) Mell MW, O'Neil AS, Callcut RA, Acher CW, Hoch JR, Tefera G, Turnipseed WD. Effect of early plasma transfusion on mortality in patients with ruptured abdominal aortic aneurysm. Surgery 2010; 148: 955-62
95) Johansson PI. The blood bank: from provider to partner in treatment of massively bleeding patients. Transfusion. 2007 Aug; 47(2 Suppl): 176S-81S

3 血液製剤使用におけるポイント：患者に有益な輸血を目指して

11 赤血球輸血
12 血小板輸血
13 新鮮凍結血漿の輸血

11 赤血球輸血

　赤血球輸血の目的は、不足した赤血球を補充して、からだのすみずみまで酸素を十分に供給できるようにすることである。しかし実際の臨床現場では、安全を見越して過剰に赤血球輸血がなされることも多く、それは必ずしも常に患者さんのためになっているとは言えない[96]。

　まずは貧血の原因を明らかにすることが先決であり、赤血球輸血の他に有効な治療法がある場合には、原則として輸血を行うべきではない。たとえば鉄欠乏、ビタミン B_{12} 欠乏、葉酸欠乏などによる貧血に対しては、それらの補充が第一選択であり、たとえ貧血が高度であっても輸血は回避する。

　また、腎性貧血に対しては、エリスロポエチンの投与が第一選択である。自己免疫性溶血性貧血の場合にも、輸血される赤血球の溶血を生じるため、原則として輸血は行わない。臨床症状しだいではあるが、癌性貧血やリウマチなどの慢性消耗性疾患にともなう貧血（いずれも鉄剤投与では改善しない）に対しても、できる限り輸血を回避したほうがよい。慢性貧血患者に対する赤血球輸血のトリガー値としては、Hb 値 7 g/dL が推奨されている[97]。

　しかし貧血の原因疾患の確定診断がついていなくても、臨床経過や MCV 値、血小板数を見れば輸血が必要か不要か判断できることも多く、Hb 値からだけで輸血の実施を決めるべきではない。ときには輸血をしたことで取り返しのつかない有害事象（劇症肝炎を含む感染症、急性肺障害、心不全、種々の溶血性副作用）を引き起こすこともあるので、輸血をするかどうかは慎重に判断する必要がある。繰り返すが、安易な輸血は厳に慎むべきであり、あくまで輸血は最終的手段として考えるべきである。赤血球製剤の具体的な使用指針については、ごく最近出された日米の輸血ガイドラインを参照されたい[98, 99]。

赤血球輸血が必要なとき

　赤血球輸血が必要な場合というのは、大きく分けて次の 2 つである。

① 自力では赤血球を十分に作ることができない。
② 急な出血などにより、赤血球輸血をしないと病気が重篤になる／救命に間に合わない。

①は主に血液疾患が該当し、②は手術中の出血や分娩時の出血、消化管出血、外傷時の出血などが含まれよう。赤血球輸血を行う判断をする検査値としては Hb 値 < 7 〜 8 g/dL を一応の目安とするが、慢性的な貧血患者さんでは輸血依存性を回避するため、頻脈や息切れなどの心不全症状がない限り輸血を行わ

ない。

　再生不良性貧血や骨髄異形成症候群の患者では、定期的な赤血球輸血を行うことを余儀なくされることもあるが、その場合には鉄過剰症に注意が必要である。固形癌に対する化学療法時の貧血に対しても、貧血が高度（Hb 値 ＜ 7 g/dL）でなければ（いずれ造血は回復するので）輸血は回避する。その他、心肺疾患があって酸素供給量が低下する場合や、外傷などで酸素消費量が亢進している場合には、目標 Hb 値を高めに設定する必要がある。一方、手術中や産科領域での大量出血などでは、目標最低 Hb 値を 7 〜 8 g/dL に置いて赤血球輸血を行う。赤血球は止血栓の中核となるので、ある程度の Hb 値（ヘマトクリット値）が維持されないと止血が悪くなり、出血傾向に拍車をかけることになってしまう。

　輸血量については通常、RBC 2 単位の輸血で Hb 値は 1.3〜1.7 g/dL ほど上昇することを念頭に置いて判断する▶（簡易計算法では上昇 Hb 値＝80÷体重 kg）。もちろん、出血が続いている場合には止血が完了しない限り、輸血を続けても Hb 値は改善しない。内科領域の輸血では、多くても 1 度に 4 単位の RBC 輸血が一般的である。逆に、一度に 6 単位を超える RBC 輸血は、急性の大量出血を除けば過量であることが多い▶。また、急性出血に対して大量輸血が必要と判断した場合でも、一度に 10 単位以上の RBC をオーダーすると、すぐに必要な RBC の払出しに時間を要し、結果として輸血開始の遅れにつながることもある。

　なお緊急時には救命のため、血液型判定や交差適合試験を省いて O 型 Rh（＋）RBC 輸血を躊躇せず行うことも大切である▶。時には Rh 陰性患者に Rh 陽性の赤血球製剤を投与することや、不規則抗体陽性患者に未交差の赤血球製剤を投与することも止むを得ない。しかし、Rh 不適合や不規則抗体による溶血性副作用は IgG 抗体が起こす血管外溶血反応であり、患者に与える悪影響は小さくて済む場合がほとんどであろう。

ピットフォール
▶ 2 単位の赤血球輸血による Hb 上昇値≒80÷体重（kg）

ポイント
▶「赤血球輸血のオーダーは 1 度に 6 単位まで」が効率的！

▶ 10 異型適合血輸血

12 血小板輸血

　血小板輸血は、血小板を補って出血予防および止血を図ることを目的とする。しかし臨床現場では、50,000/μLを切るような血小板減少を認めると、出血を心配して条件反射的に血小板輸血を行う医師が非常に多い。実際には血小板輸血を必要とする患者はきわめて限られ、赤血球の場合と同様、「自力で血小板を十分に作ることができない」あるいは「血小板が次々と消費されて産生が追いつかない」と考えられるケースである。

　内科的には主に、①抗がん剤治療後の血小板減少、②白血病に代表される造血器腫瘍および再生不良性貧血などの骨髄機能不全、③出血性の播種性血管内凝固症候群（DIC）の3つであり、投与基準は10,000～20,000/μLを切ったら予防的に血小板輸血を行うとされている。

　しかし臨床現場での大変な誤解は、「血小板数が高度に減少していたら、すぐに血小板輸血をしないと大出血を起こして命にかかわる」と思われていることである。

　実際には（程度にもよるが）血小板減少単独では、命にかかわるほどの大出血が起こることは極めて稀である。重篤な出血のリスクが非常に高いのは、血小板減少に凝固線溶異常をともなっている場合である。たとえば上記①のケースでは血小板減少は一時的であり、血小板数が20,000/μL以上あれば出血のリスクは低い。

　また、再生不良性貧血など慢性的な血小板減少では、血小板数が5,000～10,000/μL程度でもほとんど出血せず、血小板輸血の適応はない[100]。注意すべき重要なポイントは、血小板減少の程度だけで出血のリスクを予想する事はできない事である。

　重篤な出血（grade 3以上）を予知する信頼のあるマーカーは、血小板数に加えて、ごく最近（5日以内）の出血所見や背景となる病態、そして侵襲的処置とされる。出血スコア grade 2以上であれば、血小板輸血を考慮する必要がある。また、紫斑や点状出血といった軽度の皮膚出血などのレベル（grade 1）であれば、さしあたっての重篤な出血のリスクは低い。海外の報告及びわが国における血小板製剤供給の現状を鑑みて、「血液製剤の使用指針」では以下の様な基準を設けている[101]。

① 内科的予防投与のトリガーとなる基準値は10,000～20,000/μLで、血小板数を10,000～20,000/μL以上に保つ様に輸血を行う。
② Grade 2の出血（DICを含む）や重症感染症などを合併しているときは20,000/μLを保つ。
③ Grade 3以上の出血（DICを含む）があるときは、治療的血小板投与の基準である50,000/μL以上を目標に輸血を行う。
　　血小板輸血による血小板数の上昇期待値は、簡易的に（24×輸血単位数÷体重kg）で求められる。

略語
DIC：disseminated intravascular coagulation.

ピットフォール
▶大出血が恐いのは血小板減少単独より、凝固線溶異常の合併時

▶もちろん、血小板数が5,000/μL以下であればそのリスクは大きくなる。

ポイント
▶血小板減少の程度だけで出血のリスクを予想する事はできない

血小板輸血が無効・有害な病態

　血小板減少症には、血小板輸血が無効（あるいはきわめて短時間だけの効果）な病態がある。その代表は慢性肝疾患から肝硬変にともなう脾機能亢進症と、特発性血小板減少性紫斑病（ITP）である。前者では、輸血された血小板もすみやかに脾臓で破壊されるため、輸血効果がほとんど表れない。たとえば、肝硬変を合併した肝臓癌の患者さんに対し手術前日に血小板輸血を行うことは、医学的意義がまったくない。後者では、血中に抗血小板抗体が存在するため、輸血された血小板にも抗体が結合し、やはりすみやかに脾臓で破壊されてしまう。ITP症例に対する血小板輸血に医学的意義があるのは、ITP妊産婦の分娩時に緊急で行うなど、一時的に血小板数を上げて止血を図る場合であろう。

略語
ITP：idiopathic thrombocytopenic purpura

　さらに、血小板減少だけで判断して血小板輸血を行うと、かえって病態が悪化する場合がある。その代表的な病態は血栓性血小板減少性紫斑病（TTP）とヘパリン起因性血小板減少症（HIT）であり、いずれもその本態は血小板血栓の形成である。このような患者さんに血小板輸血を行うと血小板血栓の形成が亢進し、脳梗塞など動脈血栓症を発症するリスクが高まる。しかし実際にはこれを知ってはいても、血小板数が10,000/μL前後に減少していると（出血を心配して）すぐに血小板輸血の指示を出してしまう臨床医が非常に多い▶。本当に血小板輸血をすべき病態なのかどうか、慎重に判断して血小板輸血を行わないと、患者さんに大きな不利益を及ぼしてしまうことになる。

略語
TTP：thrombotic thrombocytopenic purpura
HIT：heparin induced thrombocytopenia

ピットフォール
▶血小板輸血が禁忌とされるTTPとHIT

　その他、感染症を契機として発症する敗血症性DICでは高度な血小板減少をともなうことがしばしばあるが、実際には血栓傾向が前面に出て出血症状はほとんど起こらない。したがって**臨床的な出血症状がなければ、必ずしも血小板減少に対する血小板輸血を行う必要はない**。まずは感染症の治療と同時にヘパリン系薬剤（未分画ヘパリンまたは低分子ヘパリン）およびアンチトロンビン製剤などによる強力な抗凝固療法を行って、血栓形成による血小板の消費を食い止めることが先決である。抗凝固療法の効果が現れる前に血小板輸血を行うと、微小血栓形成を助長して循環不全による臓器障害が増悪することがあるので、注意が必要である。このように、血小板減少を認めた際には、どのような原因（メカニズム）で血小板が減っているのかをよく考え、真に血小板輸血が必要な病態かどうかを慎重に判断することがきわめて重要である。

　最後に、血小板製剤は蕁麻疹を始めとするアレルギー反応など副反応が起こる頻度がもっとも高い血液製剤である。FFP輸血よりもその発症頻度が高いのは、血小板製剤に含まれる血漿蛋白に加え、血小板自体や混入している白血球から分泌されるサイトカイン等の生理活性物質のためであろうと推測される。アレルギー性の搔痒感の激しい皮疹が顔面～全身に及んで大変な苦痛をもたらしたり、ときには気道浮腫によって呼吸困難に陥ったりするケースもある。使用指針を守るのは当然であるが、出血予防や止血のために確実に寄与すると考えられる場合に限って血小板輸血を行うよう努めたい。

13　新鮮凍結血漿の輸血

　血漿成分の補充目的で投与されるFFPは、血漿交換療法を除き、通常は凝固因子の補充によって止血を図る目的で輸血される。厚生労働省の使用指針では必ず事前に凝固検査を行い、検査値が基準を満たす場合に限って行うこととなっている。

　しかし臨床現場では、凝固検査すらされず、あるいは検査はされていても検査値が基準を満たしていないにもかかわらずFFPが輸血されるというケースが非常に多い▶。また使用ガイドラインには「観血的処置時を除き（出血に対する）FFPの予防的投与の意味はない」と謳われているにもかかわらず、単なる出血予防目的にFFPが使用されるケースは後を絶たない。さらに使用指針には「他に安全で効果的な血漿分画製剤あるいは代替医薬品（リコンビナント製剤など）がない場合にのみFFPの適応となる」と謳われているが、この点もほとんど認識されずに使用されている。

　このようにFFPは、止血効果を確認・実感されず、エビデンスに基づいた投与もなされていない、もっとも不適切に使用されている製剤であると言えよう[102, 103]。わが国では特にその傾向が強いようで、欧米諸国と比較してもその使用量は多い[104]。FFPの不適切使用、過剰輸血は欧米でも問題となっており[105, 106]、適正使用をめざして作成されたガイドラインを見ても、その使用用途はごく限られたものとなっている[107]。

　この他FFPには、抗凝固因子（プロテインC、プロテインSなど）や線溶系因子（α_2-PIなど）の欠乏時にそれらの補充効果もあるとされるが、このような目的で投与されるケースは限られている（例．電撃性紫斑病、α_2-PI欠乏症、アミロイドーシスでの過剰線溶）。

　一方、血漿交換療法におけるFFP使用の必要性は、今後高まるものと考えられる。特に、造血幹細胞移植後に見られるような血栓性微小血管障害症（TMA）に対するFFP輸血および血漿交換療法は、ADAMTS13の補充やADAMTS13に対する抗体の除去という医学的意義を有しており[108]、重要な治療法のひとつとして位置付けられよう。以下、FFP輸血の実際と医学的意義について述べる。

FFPの止血効果

　多くの医師は「FFPには止血効果がある」と思ってFFPを投与しているわけだが、本当にそうなのか考えてみたい。

　まず「FFP投与は凝固因子を補充しうる」という点に異論はないであろう。しかし「FFP投与は凝固因子濃度を上げられるか？」と言ったら必ずしもそうではない。「4単位（480mL）のFFP投与で凝固因子量を20～30％上げられる」と聞くといかにも止血能が上がるように思われるが、実際の止血にとって重要なのは凝固因子濃度であり、この点はFFPの止血効果を論ずる場合に大切なポイントとなる。

　確かにFFPは凝固因子を補充しうるが、同時に循環血漿量も増加させてしまう。つまりFFPが含有している凝固因子濃度は高くはなく、その止血能上昇効果は非常に乏しいと言わざるを得ない▶。患者の凝固因子濃度を上げるに

ピットフォール
▶ 不適切な使用がもっとも多いFFP！

略語
α_2-PI：alpha 2-plasmin inhibitor

略語
TMA：thrombotic microangiopathy

ピットフォール
▶ FFPには止血効果がはっきりと証明されていない

は、凝固因子含有濃度の高い、つまり濃い（＝濃縮された）製剤を投与するしかないということになる。

実は文献的にも「FFPにはっきりとした止血効果・出血予防効果がある」とするエビデンスはなく、むしろ否定的であり[103, 109, 110]、FFPは凝固能が低下している患者の予後も改善し得ない[111, 112]。実際にきちんとした止血効果としてのエビデンスがあるのは、すべて血漿分画製剤（第VIII因子製剤、第IX因子製剤、第XIII因子製剤、フィブリノゲン製剤、プロトロンビン複合体製剤など）についてである▶。

さて内科領域でもっともFFP輸血の指示が出ることが多いのは、肝硬変患者である。確かに肝硬変患者では、FFP使用指針にある「PTが高度に延長している場合」が多いが、それは必ずしも出血に直結しない。なぜなら肝硬変患者では、肝臓での凝固因子産生低下とならんで抗凝固因子の産生も低下しているし、肝臓以外でも産生される第VIII因子などの凝固因子量はむしろ増加している[113]。そして、トータルのトロンビン産生能（これが凝固能に相当する）は、健常人と同等かあるいは増加していると報告されており[114]、FFP輸血による凝固因子の補充が止血に寄与するとは考えにくい（図23、表8）[115]。

> ピットフォール
> ▶止血効果が証明されているのは、止血用"血漿分画製剤"

図23 肝硬変患者のトロンビン生成能

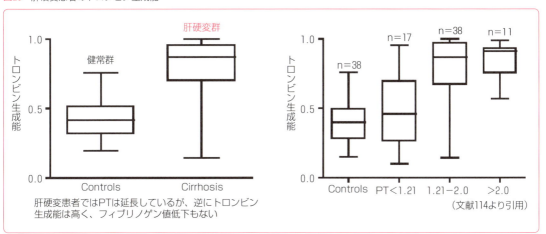

肝硬変患者ではPTは延長しているが、逆にトロンビン生成能は高く、フィブリノゲン値低下もない

（文献114より引用）

表8 肝硬変患者の凝固能

検査値	健常群	肝硬変群
PT (s)	13.5±0.9	20.1±6.5
APTT	31.1±2.7	40.9±10.4
Antithrombin (IU dL^{-1})	98.6±8.6	60.5±23.2
Protein C (IU dL^{-1})	99.3±19.8	46.7±30.9
Free protein S (IU dL^{-1})	98.5±15.1	93.9±35.1
TFPI (IU dL^{-1})	1.0±0.20	0.99±0.65
Fibrinogen (IU dL^{-1})	2.9±0.4	3.3±3.4
FII (IU dL^{-1})	101.1±14.0	60.2±32.2
FV (IU dL^{-1})	92.7±18.1	78.4±39.8
FVIII (IU dL^{-1})	113.9±33.0	184.1±73
FXII (IU dL^{-1})	107.8±42.3	76.3±36.4

文献113より改変引用

以上より、肝硬変患者に対するFFP輸血は、あくまでも「凝固検査値が使用基準を満たし、かつ、実際に出血症状をともなっている場合」に限定すべきであると考えられる。

FFP輸血のトリガー値

さてFFP輸血は何をトリガー値として開始すべきであろうか？

使用指針にあるPT, APTT検査値は、凝固障害の程度（出血しやすさ）を評価するには適切でないと考えられる（表9）。そもそもPT, APTT検査は、凝固障害の原因がどこにあるか（内因系凝固経路か外因系凝固経路か両方か）を知るために有用ないわば質的な検査であり、定量的な意味合いで用いられるのは、ワーファリンやヘパリン投与時の効果判定および投与量の調節という局面のみである。

端的に言えば、PT, APTT値30％＝凝固因子量30％ということではなく、いったいどの程度の凝固能が維持されているのか、見当をつけることがむずかしい。そして、FFPをどのくらい投与すればどの程度PT, APTT値がよくなるか、いう問いに対する答えもない[116]。また、PT, APTT検査は凝固反応（＝トロンビン生成反応）の初期相のわずか5％程度の良し悪しをもっともよく反映する検査であり、トータルとしての凝固能を表す指標とはなり得ない[117]。

さらに、PT, APTTの測定は単量体のフィブリン・モノマーが活性型第XIII因子の作用で重合する以前に終わってしまうため、血餅（止血栓）自体の強度を評価できない。そしてもっとも重要な点は、フィブリノゲン欠乏が高度（＜100mg/dL）になってもPT, APTT値はそれほど延長せず、大量出血をまねく凝固障害のリスクを察知できないことである。

文献上も、PT, APTT値はどのくらい出血しやすい状態なのか、出血リスクがどの程度あるのかを表す指標とはならず[118]、出血を予測できるPT, APTTのカットオフ値は不明である[119]とする報告が多い（図23）。欧米でも、PT, APTT値を基準としたFFP投与指針は見直すべきとの意見が強まっている[26, 120]。そして真にFFP輸血を必要とする場合というのは、「急激な出血によって凝固因子が体外へ失われ、凝固因子濃度が止血可能域を下回って止血できない場合」である。

（既述したように）ほぼすべての凝固因子の止血可能限界値は正常の20〜

ピットフォール
▶凝固障害の度合いの指標としてPT、APTTを用いるのは危険！

表9　PT, APTTの限界

PT, APTTの意義
凝固障害（出血症状）の原因を探るための検査としては意義がある（質的検査） 例外：ワーファリン・ヘパリン投与量の調節時には定量的指標になる
PT, APTTが示す値
凝固反応（トロンビン生成）の初期相（約5％）の良否を反映 PT, APTT30％ ＝ 凝固因子30％ではない 大量出血の危機（フィブリノゲン値＜100mg/dL）でもPT, APTT延長はわずか
凝固障害視標としてのPT, APTT
トータルの凝固反応の指標としては適さない 大量出血の危機を察知できない 凝固障害の程度（止血力がどれだけ低下したのか）判断する指標としては適さない

図24 出血を予測できるPTのカットオフ値は不明

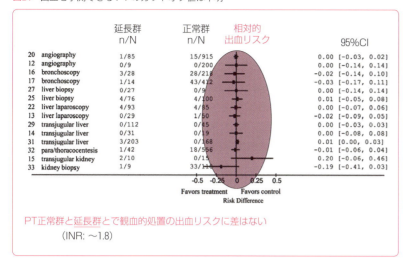

PT正常群と延長群とで観血的処置の出血リスクに差はない
（INR：〜1.8）

表10 血中フィブリノゲン値と止血能

血中フィブリノゲン値	止血能
＜180mg/dL	止血不良の予兆
＜150mg/dL	止血不全
＜100mg/dL	出血傾向著明
＜50mg/dL	止血不能（止血栓形成能ゼロ）

図25 出血患者での凝固障害のターゲットは検査も治療もフィブリノゲン！

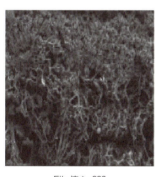

Fib.値＞200

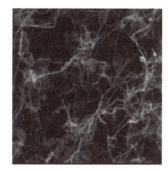

Fib.値＜100

← 電子顕微鏡で見た
　フィブリン網

✓ 一刻も早くフィブリノゲン値を評価し、補充の要否と投与量を決めたい

25％であることがわかっているが、唯一フィブリノゲンだけは40〜50％（＝100mg/dL）である（表2）[17]。つまり、大量出血や消費亢進による凝固因子欠乏が起こった場合、フィブリノゲン値が真っ先に止血可能域を下回ることになる。また、フィブリノゲンは血小板が機能（凝集）するためにも必要なタンパクであるので、止血が完了するために必須の因子である。特定の凝固因子のみが欠乏している先天性出血性疾患（血友病など）や抗凝固療法中の患者を除けば、フィブリノゲン値を止血不全状態の指標とすればよい（表10、図25）。

▶19頁参照

表11 FFP輸血の実用的なトリガーは？

フィブリノゲン値：適
・簡便な止血力の指標（特に大量出血時）
・150 mg/dL を切ると止血力は急激に落ちていき、100 mg/dL を切ると顕著な止血不全状態となる
・ただし、フィブリノゲンは急性期反応蛋白であり、感染・炎症の存在下では高値となるので注意
・慢性肝疾患ではもともと低値であるが、自然出血は少ない
PT, APTT：不適
・いずれも、凝固能に影響を与えない程度のわずかな凝固因子の低下を反映して延長してしまう（鋭敏過ぎて、FFPの投与トリガーとすべきでない）
・PT is sensitive to mild deficiencies of multiple procoagulants, as is often seen in clinical practice.
・APTT…血液型 O 型ではもともと延長している人が多い

　フィブリノゲン値は PT, APTT 値と違ってはっきり絶対値として表され、しかも生理的な止血可能限界値が 100mg/dL であることが明確となっている。PT, APTT 値は、フィブリノゲン値がその止血可能限界値である 100mg/dL を切ってもそれほど低下（延長）しないケースもあり、やはり PT, APTT 値だけを FFP 投与のトリガー値とするのは適切でなく、フィブリノゲン値を目安（150mg/dL）に FFP 輸血の実施判断をするのが実際的である（表11）[19, 20]。そして FFP 投与による到達目標値は、出血予防目的ではフィブリノゲン値＞150～200mg/dL、止血目的では＞200～250mg/dL に設定するのが妥当である。

ポイント
▶大量出血時の凝固障害の指標はフィブリノゲン値

FFP 輸血の適応と副反応

　既述したように止血目的での FFP の投与意義は多くの場合、「すべての凝固因子を補う」ことにではなく「フィブリノゲンを補充する」ことにあると言える。しかし実際には、FFP 投与により術中大量出血や産科 DIC の際のフィブリノゲン枯渇状態を改善して止血を達成するのは（多くの外科医や麻酔科医が経験している通り）、ほとんど不可能である（図26）[26, 27]。

　要約すると、臨床的に止血目的での FFP 輸血をもっとも必要とするのは、①急性の大量出血と②出血性の線溶亢進型 DIC である。前者では、循環血液量のおよそ半分の急性出血（2,000～2,500mL）で、フィブリノゲン値は止血可能限界値（100～150mg/dL）に近づいていく。後者は白血病などの造血器腫瘍に合併する DIC と産科 DIC が該当する。造血器腫瘍に合併する DIC では、腫瘍細胞の急激な増殖あるいは抗がん剤治療による破壊により、特に線溶系が著明に亢進する DIC を発症するため、フィブリノゲン値が急激に 100～150mg/dL 前後まで低下することが多い。産科 DIC を発症した場合には一次線溶の亢進によりフィブリノゲン値の低下が早く、FFP 輸血を速やかに行うことが重要である。ただし、すでに述べたように大量出血に対しての FFP 輸血の意義は主に循環血液量の維持にあり、止血の改善までは期待できないため、フィブリノゲンが濃縮された製剤の併用が必要となる[20, 21]。

ポイント
▶止血目的での FFP 輸血をもっとも必要とするのは、①急性の大量出血と②出血性の線溶亢進型 DIC

実際的な FFP の使用指針（案）

　表12に FFP の実際的な"新"使用指針（案）を示した。適応となる病態と

図26 FFP 投与では、血中フィブリノゲン濃度が上げ止まってしまう！

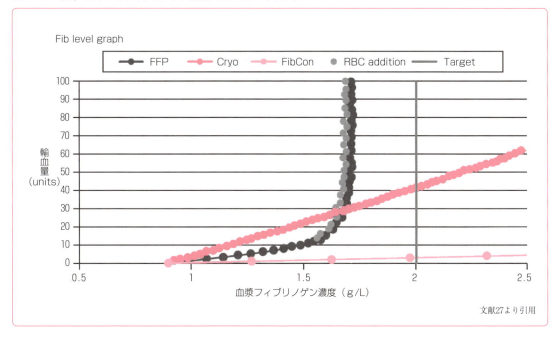

文献27より引用

表12 FFP の"新"使用指針（案）

大原則
凝固障害による出血に対して投与する
トリガー値
・Fib. ＜150 mg/dL もしくは PT ＜30％（warfarin 服用者を除く）
・出血性ショックはこの限りではない
適応
1．急性肝不全 2．大量出血・大量輸血 3．出血症状のある DIC　（主に産科、白血病）
投与量の目安
0.2単位（24 mL）/kg ＝ 50mg/kg の Fib. 補充
その他の使用
・血漿交換療法 ・第 V，XI 因子欠乏症 ・血漿因子（ADAMTS13等）の補充

しては、手術および外傷等による大量出血・大量輸血症例、出血症状のあるDIC、そして劇症肝炎など急性肝不全のための凝固障害による出血が挙げられよう。投与トリガーはフィブリノゲン値＜150mg/dL とするが、急激に出血量が増えている状況や、フィブリノゲン値＜100mg/dL という高度な凝固障害に対しては、既述したクリオプレシピテートもしくはフィブリノゲン製剤を併用する。投与量は、50mg/kg のフィブリノゲンが補充できるよう、24mL（＝0.2単位）／体重 kg とする。そのほか FFP は、血漿交換療法や ADAMTS13 を始めとする血漿因子の補充にも使用することになる。また、使用できる有効な血漿分画製剤のない第 V 因子欠乏症や第 XI 因子欠乏症患者の出血管理の際

にもFFPを投与する。

　ちなみに、敗血症性DICでは凝固因子が消費され、PT, APTTの延長を認めることもある。しかし炎症によってフィブリノゲン値は高値を呈することが多く、出血症状を呈することはほとんどないので、原則としてFFPの投与は不要である。

　最後に、FFP輸血による副反応について注意喚起しておきたい。FFPはナトリウム含有量が多いので、投与量が増えると心負荷が増大し、肺うっ血～肺水腫をきたしやすい。また、ときに致命的となるTRALIや輸血関連循環過負荷（TACO）、アナフィラキシー・ショックを含むアレルギー症状など重篤な有害事象を起こすことがあるので、過剰なFFP輸血は努めて避けるべきであろう。もちろん、投与量が増えるにしたがい、病原微生物への感染リスクが増すことは言うまでもない。

文献

96) Shander A, Goodnough LT. Can blood transfusion be not only ineffective, but also injurious? Ann Thorac Surg. 2014 Jan; 97(1): 11-4.
97) Hébert PC, Carson JL. Transfusion threshold of 7 g per deciliter--the new normal. N Engl J Med. 2014 Oct 9; 371(15): 1459-61.
98) 科学的根拠に基づいた赤血球製剤の使用ガイドライン．日本輸血・細胞治療学会ホームページ；http://yuketsu.jstmct.or.jp/wp-content/uploads/2016/10/67dbe473f17b5f9392fdbae840b65920.pdf
99) Carson JL, Guyatt G, Heddle NM, Grossman BJ, Cohn CS, Fung MK, Gernsheimer T, Holcomb JB, Kaplan LJ, Katz LM, Peterson N, Ramsey G, Rao SV, Roback JD, Shander A, Tobian AA. Clinical Practice Guidelines From the AABB: Red Blood Cell Transfusion Thresholds and Storage. JAMA. 2016 Oct 12. doi: 10.1001/jama.2016.9185.
100) 羽藤高明．血小板輸血の現状と将来．日本血栓止血学会誌 2005; 16: 273-80.
101) 渡邊直英、半田　誠．血小板輸血の適応と実際．In：山本晃士編，図解臨床輸血ガイド．東京：文光堂，2011: p44-57.
102) Puetz J. Fresh frozen plasma: the most commonly prescribed hemostatic agent. J Thromb Haemost 2013; 11: 1794-9.
103) Stanworth SJ, Walsh TS, Prescott RJ, Lee RJ, Watson DM, Wyncoll D; Intensive Care Study of Coagulopathy (ISOC) investigators. A national study of plasma use in critical care: clinical indications, dose and effect on prothrombin time. Crit Care 2011; 15: R108.
104) 血液製剤の用途と使用量．厚生労働省ホームページ2013; http://www.mhlw.go.jp/new-info/kobetu/iyaku/kenketsugo/2s/pdf/35.pdf#search='%E6%96%B0%E9%AE%AE%E5%87%8D%E7%B5%90%E8%A1%80%E6%BC%BF%E3%80%81%E4%BD%BF%E7%94%A8%E9%87%8F%E3%80%81%E8%A1%80%E6%B6%B2%E8%A3%BD%E5%89%A4%E6%A9%9F%E6%A7%8B'
105) Wallis JP, Dzik S. Is fresh frozen plasma overtransfused in the United States? Transfusion 2004; 44: 1674-5.
106) Stanworth SJ, Grant-Casey J, Lowe D, Laffan M, New H, Murphy MF, Allard S. The use of fresh-frozen plasma in England: high levels of inappropriate use in adults and children. Transfusion. 2011; 51: 62-70.
107) Roback JD, Caldwell S, Carson J, Davenport R, Drew MJ, Eder A, Fung M, Hamilton M, Hess JR, Luban N, Perkins JG, Sachais BS, Shander A, Silverman T, Snyder E, Tormey C, Waters J, Djulbegovic B; American Association for the Study of Liver; American Academy of Pediatrics; United States Army; American Society of Anesthesiology; American Society of Hematology. Evidence-based practice guidelines for plasma transfusion. Transfusion 2010; 50: 1227-39.
108) 松本雅則．血栓性微小血管障害症（TMA）．最新医学 2010; 65: 1175-81.
109) Yang L, Stanworth S, Hopewell S, Doree C, Murphy M. Is fresh-frozen plasma clinically effective? An update of a systematic review of randomized controlled trials. Transfusion 2012; 52: 1673-86.
110) Müller MC, Straat M, Meijers JC, Klinkspoor JH, de Jonge E, Arbous MS, Schultz MJ, Vroom MB, Juffermans NP. Fresh frozen plasma transfusion fails to influence the hemostatic balance in critically ill patients with a coagulopathy. J Thromb Haemost 2015; 13: 989-97.
111) Dara SI, Rana R, Afessa B, Moore SB, Gajic O. Fresh frozen plasma transfusion in critically ill medical patients with coagulopathy. Crit Care Med 2005; 33: 2667-71.

112) Scalea TM, Bochicchio KM, Lumpkins K, Hess JR, Dutton R, Pyle A, Bochicchio GV. Early aggressive use of fresh frozen plasma does not improve outcome in critically injured trauma patients. Ann Surg 2008; 248: 578-84.
113) Gatt A, Riddell A, Calvaruso V, Tuddenham EG, Makris M, Burroughs AK. Enhanced thrombin generation in patients with cirrhosis-induced coagulopathy. J Thromb Haemost. 2010 Sep; 8(9): 1994-2000.
114) Lisman T, Bakhtiari K, Pereboom IT, Hendriks HG, Meijers JC, Porte RJ. Normal to increased thrombin generation in patients undergoing liver transplantation despite prolonged conventional coagulation tests. J Hepatol 2010; 52: 355-61.
115) Tripodi A, Chantarangkul V, Primignani M, Clerici M, Dell'era A, Aghemo A, Mannucci PM. Thrombin generation in plasma from patients with cirrhosis supplemented with normal plasma: considerations on the efficacy of treatment with fresh-frozen plasma. Intern Emerg Med. 2012 Apr; 7(2): 139-44.
116) Holland LL, Foster TM, Marlar RA, Brooks JP. Fresh frozen plasma is ineffective for correcting minimally elevated international normalized ratios. Transfusion. 2005 Jul; 45(7): 1234-5.
117) Rand MD, Lock JB, van't Veer C, Gaffney DP, Mann KG. Blood clotting in minimally altered whole blood. Blood 1996; 88: 3432-45.
118) Tripodi A, Chantarangkul V, Mannucci PM. Acquired coagulation disorders: revisited using global coagulation/anticoagulation testing. Br J Haematol 2009; 147: 77-82.
119) Segal JB, Dizk WH. Paucity of studies to support that abnormal coagulation test results predict bleeding in the setting of invasive procedures: an evidence-based review. Transfusion 2005; 45: 1413-25.
120) Appadu BL. Prolongation of prothrombin time in the critically ill: Is it time for decisive action? Crit Care Med 2010; 38: 2065-6.

II部
診療科・領域別の実践編

1 小児領域

14 小児領域における輸血の基本

　小児領域での輸血療法も、基本的には「輸血療法の実施に関する指針」および「血液製剤の使用指針」に従って行う。しかし、生後28日以降の新生児・乳児早期の輸血については、別途、使用指針が設けられている。

　また、新生児領域の輸血療法は新生児科医の努力に依存している現状があり、多忙な新生児医療の大きな負担になっている。

　一般に新生児、低出生体重児では、Hb値＜8g/dLで1回に10～20mL/kgのRBCを1～2mL/kg/hrの速度で輸血する。FFP輸血は、ビタミンK投与にもかかわらずPT, APTTの著明な延長（＜25～30％）があり出血症状を認める場合や、循環血液量の2分の1を超えるRBC輸血時に、1回10～15mL/kgで行う。また低血圧やショックの際の循環血液量維持目的でFFPを投与する場合もある。血小板輸血は、限局性の紫斑だけなら血小板数30,000/μL未満で、広汎な紫斑あるいは紫斑以外にも出血症状を認める場合は血小板数50,000/μL以上を維持できるように、0.4単位/kgで行う。

　また、新生児溶血性疾患（高ビリルビン血症）や、敗血症、DICなどを認める場合には、交換輸血が行われる。体重1kgあたり、160～200mLの交換輸血を行うが、RBC、FFP、血小板製剤をそれぞれ入手して各施設で調整する必要がある。交換輸血により、ビリルビンの除去、抗体に感作された赤血球の除去、母体から移行した抗体の除去、赤血球の補充による貧血の改善などが期待できる。

　なお、Rh不適合妊娠において母体血中の抗体価が高い場合、超音波検査による胎児の浮腫や腹水貯留の評価、胎児採血による貧血の評価を行う。そのほか、抗MのIgG抗体など不規則抗体によって胎児の溶血～貧血が進行するケースもある。

　胎児の貧血については、超音波検査を用いて胎児の中大脳動脈の血流を計測することにより、その程度を評価することも行われている。妊娠30週以前で胎児の貧血が高度（Hb値＜8g/dL）な場合には、腹腔内輸血や臍帯血管内輸血による胎児輸血を行う。

新生児への輸血制限の是否

　新生児科医の意識改革によって新生児に対する輸血は回避する努力が続けられてきたが、一方で、新生児期に過度に輸血を制限することの長期予後に与える影響も議論されている。

　出生時体重1,000g未満、在胎週数26週未満の児では、エリスロポエチンが効果を発揮するまでの期間は赤血球輸血が必要になることが多い。今日では、

500g前後の児を対象とした胎児診断の進歩により、出生直後に外科手術を施行して胎内治療が行われているため、輸血の需要はさらに増加している[121]。

なお、新生児、特に低出生体重児では腎機能が未熟なため、赤血球輸血による高カリウム血症に注意する。輸血後GVHD予防のための製剤への放射線照射を輸血直前に行うようにするといった対応や、カリウム除去フィルターを使用して輸血を行う。

閉鎖回路を使用した直接輸血

新生児領域の輸血療法の安全性を担保するためには、閉鎖回路を使用して直接輸血する方法が推奨されている。特に赤血球製剤は細菌汚染しやすく、厳重な温度管理が求められている。保冷庫からの搬出後には6時間以内の使用が薦められているだけでなく、一旦開封した製剤は24時間以内に使用するよう厳しく求められている。

小児領域の分割輸血

一方で小児領域の輸血療法については、小単位製剤、合成血の提供や、血液製剤の分割・合成にともなう人的負担、新生児領域の輸血手技など、解決すべきさまざまな問題がある。特に分割輸血の必要性は高い。

その目的は、血液製剤を有効利用すること、輸注時間が長くなることによる製剤の劣化や細菌感染を防止することである。また、製剤ごとに実施する輸血検査に必要な採血を減少させることによって、検査採血の増加がもたらす貧血とそれに対する輸血を回避することも大きな目的である。

分割方法は、無菌的方法として無菌的接続措置（SCD、テルモ）の使用が推奨される。親バッグと2連ないし3連の子バッグを血液製剤分割装置であるSCDにて無菌的に接続し、分割した後にシーラーを用いてシールする。そして子バッグを連結したまま輸血部門の保冷庫に保存し、使用時に分離して出庫する。分割数が少ない場合は、親バッグと分離バッグをSCDで連結を繰り返し、2～3分割する方が経済的である。

2009年に実施された未熟児新生児学会に所属するNICUに対するアンケート調査では、およそ半数の施設で血液製剤の分割を行っていたが、残りの半数では設備や人員不足を理由に分割を行っていなかった。また、ほとんどの施設ではシリンジポンプを使用して輸血をしており、従来推奨されてきた（チューブが完全につぶされない機構となっている）ミッドプレス式輸液ポンプを使用して、閉鎖回路で輸血を行っている施設はきわめて少なかった。そして、分割を行っている施設では、親バッグから複数のシリンジに直接吸引する方法が実施されていた。シリンジを開放して24時間以内の使用期限を設けている施設が多いが、24時間を超えて使用している施設もあり、細菌汚染のリスクは高くなる。

実際には無菌的に分割した小バッグより直接、閉鎖回路を使用して輸血する方法が推奨されるが、シリンジポンプを使用して輸血する場合でも、親バッグを何回も穿刺してシリンジに小分けするのではなく、分割された小バッグより1回穿刺吸引して使用する方法が望ましい。さらに、分割されたシリンジは病棟などに保管される場合が多いが、製剤の安全性を担保し、取り違え事故を防

止するためにも、輸血部門の専用保冷庫に使用直前まで保存することが求められる。

　高齢化社会になり、輸血用血液が高齢者に対して使用される割合が高くなっているが、5歳未満の小児にも比較的多くの血液が使用されていることを忘れてはならない。東京都が行った平成20年の調査では、50歳以上で80％、70歳以上で50％以上の輸血用血液が使用されていることが明らかになった一方で、5歳未満の小児が4.3％を使用していると報告されている。

　新生児医療は小児医療センター、大学附属病院のNICUを中心に、PICUを持つ限られた施設で実施されているが、たとえば新生児医療ユニットを持つある大学病院では、輸血用血液の11％が小児に使用され、小児に使用する血液の50％は新生児領域の治療に使用されている。

　新生児医療には多くの血液が使用され、輸血専門家および輸血部門による多くの支援がなされているが、その恩恵に与ることのできる大学病院の新生児部門に対し、我が国の新生児医療の多くを担う小児病院には輸血専門家もおらず、支援する輸血部門も十分な機能を持っていないのが現状である。

文献
121) 白幡　聡. 新生児医療と輸血. In：小児輸血マニュアル. 克誠堂出版, 2009：24-27.

2 心臓血管外科領域

15 人工大血管置換術における輸血療法

　心臓血管外科手術の中でも特に胸部大動脈瘤に対する人工血管置換術は、高度な低フィブリノゲン血症をきたして出血量が多くなりやすい疾患である。その理由としては、①人工心肺プライミング液（1,000～1,500mL）による希釈性凝固障害、②胸腔内血液の再循環による消費性凝固障害、③大動脈瘤特有の凝固線溶活性化状態（局所性DIC）、が重なることが考えられる。
　②について考えてみると、人工心肺中、術野における胸腔内への出血はほぼ

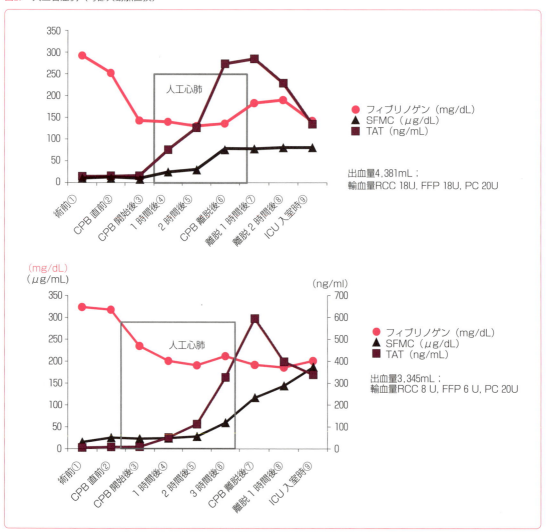

図27　大血管症例（弓部大動脈置換）

すべて吸引されて血管内に再循環する。胸腔内組織に触れた血液中では組織因子（TF）による外因系凝固因子（第VII因子）の活性化が起こり、たとえ十分にヘパリン化されていてもトロンビン産生〜フィブリン生成が進んでいると考えられる。事実、トロンビン産生の指標であるトロンビン・アンチトロンビン複合体（TAT）や、フィブリン生成の指標である可溶性フィブリン（SFMC）は、人工心肺作動中に右肩上がりに増加する（図27）。

このような人工心肺中の外因系凝固反応活性化は、大動脈瘤が広範囲に生じていて人工血管での置換範囲が長い症例ほど顕著となる傾向がある。このときに生じる可溶性フィブリンは、線溶酵素プラスミンの作用によってすみやかに溶解され、目に見えるフィブリン塊は形成されない。しかし、フィブリノゲンは確実に消費されていることになる▶。人工心肺作動中のトロンビン生成の指標となるTAT値の変化を大血管置換術群と弁置換術群で比較してみると、明

略語
TF：tissue factor
TAT：thrombin-antithrombin complex
SFMC：soluble fibrin monomer complex

ピットフォール
▶たとえ十分にヘパリン化されていても、大血管置換術の人工心肺作動中には目に見えないフィブリン（可溶性）が相当量できている！
→フィブリノゲンが消費されている！

図28　TAT（トロンビン生成）：大血管置換群 vs. 弁置換群

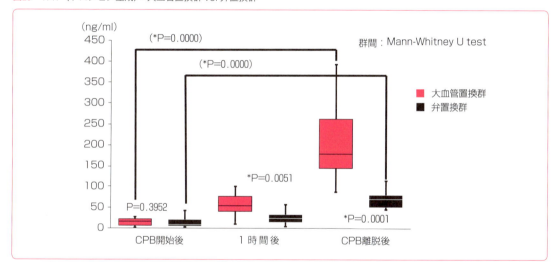

図29　TAT（トロンビン生成）：人工心肺前後の増加分

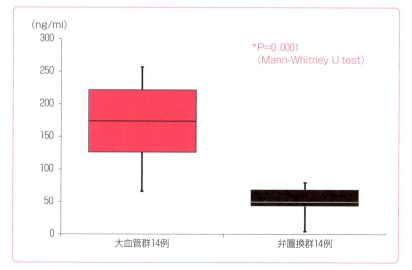

図30　術中人工心肺中のフィブリノゲン値の低下

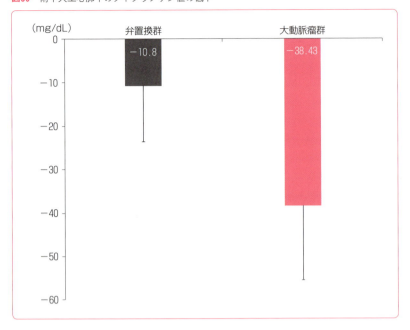

図31　活性化第VII因子：大血管置換群 vs. 弁置換群

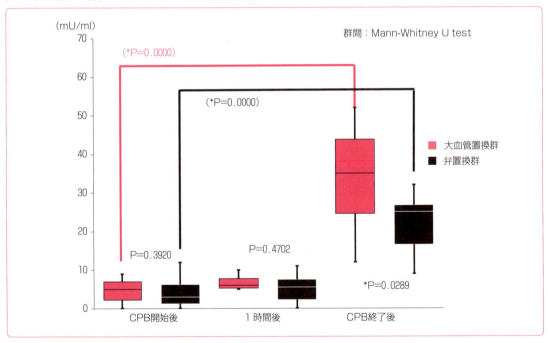

らかに前者における増加度が高く（図28、29）、フィブリノゲンの消費量も多い（図30）ことがわかる。さらに、大血管置換術群にて有意に亢進している人工心肺作動中のトロンビン生成の原因は、TFによって活性化された第VII因子であることが示唆される結果も得られている（図31、32）[122]。

　また③の大動脈瘤特有の凝固線溶活性化状態について考えてみると、もともと瘤の内部では循環血液の乱流が生じていて微小フィブリン血栓（目に見えな

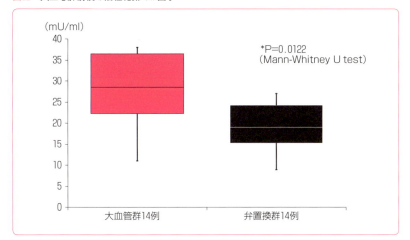

図32 人工心肺前後の活性化第VII因子

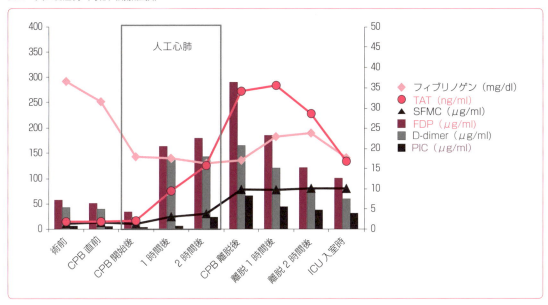

図33 大血管症例（弓部大動脈置換）

い可溶性フィブリン）が生成されやすくなっており、それと同時に線溶系も活性化されて相当量のプラスミンが産生されていると考えられる。つまり動脈瘤の存在自体が凝固線溶系の活性化をまねいており、これを局所性DICまたはサイレントDICと呼ぶこともある。サイレントDICとは、自然出血をきたすほどの凝固線溶異常ではないが、観血的処置や手術時など血管・組織の傷害時には出血傾向がひどくなることを意味している。

これに加え、既述したように人工心肺作動中には、外因系凝固の活性化とそれに続く線溶系の活性化が起こる。実際に、線溶系の活性化を示すFDP、D-dimer、PICなどのマーカーは、術前からすでに上昇している症例も認めるが、特にD-dimerはほぼすべての大動脈瘤症例で増加している[123]。これらの線溶系分子マーカーは手術開始後、人工心肺中～後にかけて上昇傾向を示しており、人工心肺離脱後も線溶亢進状態がしばらく持続すると考えられる（図

略語
FDP：fibrin/fibrinogen degradation product
PIC：plasmin-plasmin inhibitor complex

図34 FFP投与症例：解離性大動脈瘤（弓部置換術）～術中フィブリノゲン値の動き～

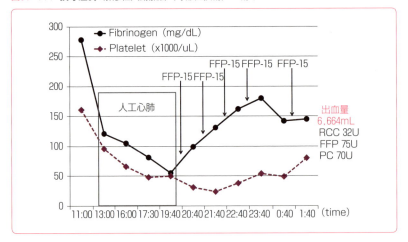

33)。このように大動脈瘤症例では、周術期において止血栓が溶解されやすい状態にあり、易出血性が認められることになる。

ここで、自験例について行った胸部大動脈瘤手術中における止血凝固能の推移と止血治療による変化を示す。人工心肺離脱1時間前から1時間ごとに血小板数の測定および凝固検査を行ったところ、術中に4,000mLを超える出血をきたした症例の場合、ほとんどの例で人工心肺離脱直後に血小板数は50,000/μL以下に減少（13例中12例）、フィブリノゲン値は150mg/dL以下に低下（13例中11例）しており、著明な出血傾向を認めた。止血のためにFFPおよび血小板製剤の輸血が行われた、代表的な1症例の検査値の推移を示す（図34）。大量のFFP、血小板製剤の輸血にもかかわらずフィブリノゲン値や血小板数はすみやかに改善せず、良好な止血が得られずに止血に長時間を要した▶。一方、出血量の増加時にフィブリノゲン値の低下（150mg/dL以下）を認めた際、クリオプレシピテートもしくはフィブリノゲン製剤の投与を行った症例の検査値の推移を示す（図35、36）。この治療によってフィブリノゲン値は100mg/dL以上も上昇し、それとともに止血はほぼ達成され、さらなる出血量の増加を防ぐことができた42)。

さらに筆者らは胸部大動脈瘤手術症例において、術中のフィブリノゲン値低下時にフィブリノゲン製剤を投与した群とフィブリノゲン製剤非投与群（FFPのみの投与群）との間で、出血量・輸血量を後方視的に比較検討した124)。

大動脈基部、上行大動脈、弓部、下行大動脈、いずれの部位の人工血管置換術を対象に組み入れ（n＝25）、人工心肺離脱時のフィブリノゲン値を測定、150mg/dLを下回っていた場合にはフィブリノゲン製剤3g（50～60mg/kg）の投与を行い、フィブリノゲン値の上昇もしくは止血が不十分なら同製剤を再投与するという、積極的なフィブリノゲン補充を行った。

凝固因子補充のためにFFPだけを投与した対照群（n＝24）との間で術中出血量を比較してみると、フィブリノゲン製剤投与群では1例平均の出血量が2,140mLであり、フィブリノゲン製剤非投与群での5,640mLに対して64%の減少を認めた。また輸血量では、RBCが1例平均でそれぞれ18.0単位と39.7単位（56%減少）、FFPが25.3単位と60.8単位（61%減少）、血小板製剤が22.6単位と47.3単位（55%減少）であった（図36）。術中のフィブリノゲン製

ポイント
▶ FFP輸血では大量に投与しても、フィブリノゲン値はわずかずつ、しかもゆっくりとしか上昇しない！
→良好な止血はなかなか得られない

図35 クリオプレシピテート投与症例（上行大動脈置換術～術中フィブリノゲン値の動き～）

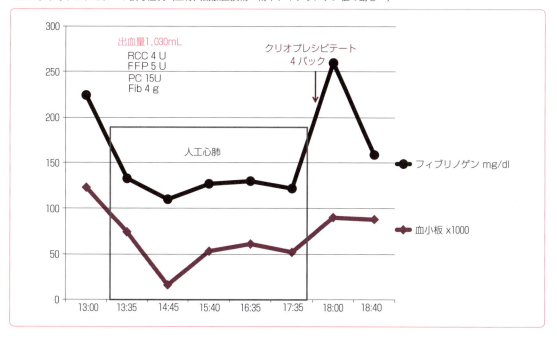

図36 フィブリノゲン製剤投与症例：解離性大動脈瘤（上行大動脈置換術～術中フィブリノゲン値の動き～）

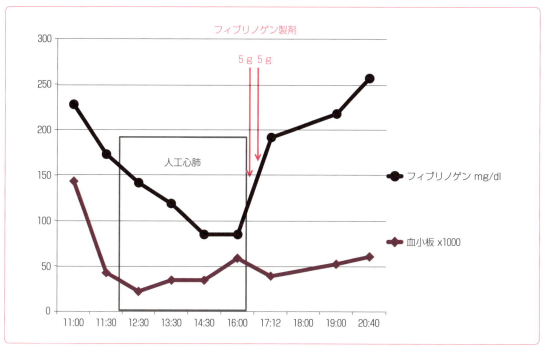

剤投与が手術患者の予後に与える影響を検討したところ、術中大量出血が原因と考えられた術後2週間以内の早期死亡症例数は年間1～2例で、両製剤の投与を行っていなかったときの4分の1にまで減少した。

人工血管置換術におけるフィブリノゲン製剤のエビデンス

海外からも複数のプラセボ対照二重盲検RCTの結果が報告されている。人

図37　胸部大動脈瘤手術での出血量と輸血量

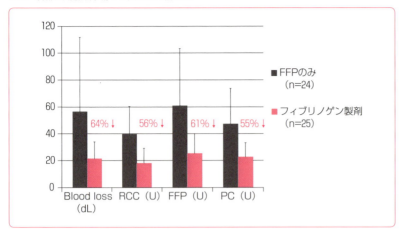

　工心肺使用胸部・胸腹部大動脈置換術を受けた成人患者を対象とした試験では、人工心肺離脱後に凝固障害による出血をきたした可能性が高い患者に、フィブリノゲン製剤を平均で8g投与した群と生理食塩水を投与した群を比較した。その結果、フィブリノゲン製剤投与群ではその後の24時間の総輸血量が85%減少し、45%の症例で輸血を回避できた（生理食塩水群での輸血回避率は0%）[125]。また、人工心肺時間が90分を超えると予想される侵襲の大きい心臓手術症例を対象になされた試験でも、術後30日までに輸血を回避できた症例がフィブリノゲン製剤群では67.2%と有意に高く（プラセボ群では44.8%）、術後12時間以内の出血量および術後30日までの総輸血量もフィブリノゲン製剤群で有意に低かったという[126]。

　このほか、大血管置換術22例でのパイロットスタディでは、人工心肺離脱時に70mg/kgのフィブリノゲン製剤を投与したところ、10分後には約100mg/kgのフィブリノゲン値上昇が認められ、なおかつ術中、術後における血栓塞栓性合併症の発症はなかったとの報告もある[127]。このように人工心肺離脱時におけるフィブリノゲン製剤の投与は、患者の血中フィブリノゲン値を一気に止血可能域まで上昇させ、止血の完了に大きく寄与すると考えられる[62]。

　これまで述べてきたように、胸部大動脈瘤に対する人工血管置換術中、特に出血症状が顕著となって止血治療が必要となるのは人工心肺離脱直後である。この時点での血中フィブリノゲン値が150mg/dLを下回っていると、臨床的にウージングと呼ばれる微小血管性の出血が起こる。低フィブリノゲン血症の程度は、人工心肺中の外因系凝固反応活性化が強いほど、つまり人工血管の置換範囲が長い（切開範囲が広い）症例ほど高度となる傾向を認められた。手術中、ベッドサイドでのPOCTにより低フィブリノゲン血症の程度を迅速に評価し、フィブリノゲン値が200〜250mg/dLを超えるよう、クリオプレシピテートおよびフィブリノゲン製剤を十分に投与する。それにより、人工心肺離脱後の出血量・輸血量は大幅に減少すると期待され、患者の予後改善にもつながると考えられる[84,128]。タイムリーで十分なフィブリノゲン補充ができないと出血量が増え、フィブリノゲンの喪失が進んでさらなる低フィブリノゲン血症をまねくため、危機的大量出血につながるリスクが高まる。その点からも、ベッドサイドにおけるリアルタイムでの凝固能（フィブリノゲン値）評価は有用である

ポイント
▶大動脈瘤に対する人工血管置換術中のPOCT利用およびフィブリノゲン製剤投与は出血量・輸血量を大幅に減少させる！

と言える。多くの場合、人工心肺離脱後のウージングは低フィブリノゲン血症のためであり、必ずしも血小板輸血は必要ない。

文献

122) Sato H, Yamamoto K, Kakinuma A, Nakata Y, Sawamura S. Accelerated activation of the coagulation pathway during cardiopulmonary bypass in aortic replacement surgery: a prospective observational study. J Cardiothorac Surg 2015; 10: 84.
123) 花井慶子、山本晃士、菊地良介、成田友美、加藤千秋、柴山修司、梶田博史、西脇公俊、碓氷章彦、上田裕一、髙松純樹．胸部大動脈瘤手術における自己血小板輸血の止血効果．日本輸血細胞治療学会誌 2008; 54: 592-7.
124) Yamamoto K, Usui A, Takamatsu J. Fibrinogen concentrate administration attributes to significant reductions of blood loss and transfusion requirements in thoracic aneurysm repair. Journal of Cardiothoracic Surgery 2014; 9: 90.
125) Rahe-Meyer N, Solomon C, Hanke A, Schmidt DS, Knoerzer D, Hochleitner G, Sørensen B, Hagl C, Pichlmaier M. Effects of fibrinogen concentrate as first-line therapy during major aortic replacement surgery: a randomized, placebo-controlled trial. Anesthesiology. 2013 Jan; 118(1): 40-50.
126) Ranucci M, Baryshnikova E, Crapelli GB, Rahe-Meyer N, Menicanti L, Frigiola A; Surgical Clinical Outcome REsearch (SCORE) Group. Randomized, double-blinded, placebo-controlled trial of fibrinogen concentrate supplementation after complex cardiac surgery. J Am Heart Assoc. 2015 Jun 2; 4(6): e002066.
127) Hanna JM, Keenan JE, Wang H, Andersen ND, Gaca JG, Lombard FW, Welsby IJ, Hughes GC. Use of human fibrinogen concentrate during proximal aortic reconstruction with deep hypothermic circulatory arrest. J Thorac Cardiovasc Surg. 2016 Feb; 151(2): 376-82.
128) Solomon C, Rahe-Meyer N. Fibrinogen concentrate as first-line therapy in aortic surgery reduces transfusion requirements in patients with platelet counts over or under 100x109/L. Blood Transfus. 2015;13:248-54.

3 肝臓外科領域

　肝臓は血流の豊富な臓器であり、正常肝では肝動脈から約400mL/分（≒6.7mL/秒）、門脈から約1,200mL/分（≒20mL/秒）の血液供給を受けていると言われている。肝臓外科手術において出血量、輸血量を減らすためには、肝血流が豊富であることを認識しておくだけでなく、慢性肝炎や肝硬変、胆汁うっ滞など、背景肝の障害の状態を把握しておくことも重要である。特に肝臓移植術が適応となる患者では術前から切迫した出血傾向を有することも多く、数千から1万mLを超えるような出血を認めることもあり、RBCだけでなくFFPの輸血量も膨大となる。

　肝移植術中には、大血管操作だけでなく、個々に発達した側副血行路の存在も術中出血量を増加させる大きな要因となる。なぜなら側副血行として発達した異常血管は、血管壁が薄い上に血管内圧が上昇しており、いったん出血し始めると湧き上がるような出血となって、止血が困難になることが多いからである。動脈出血と異なり出血点が見えにくく、ガーゼなどによる圧迫でも止血しにくい。

　また、肝細胞癌では慢性肝障害を有しているケースがほとんどであり、肝予備能に配慮して切除範囲が設定されるが、大きな腫瘍での右葉切除例や、腫瘍が中心静脈（IVC）および肝静脈本幹に近接する症例では出血量が増加するようである。

16 肝切除術における輸血

　さて、肝切除術は他の消化器系手術よりも出血のリスクが高いため、十分量の輸血用血液を確保しておく必要がある。前述の疾患ごとの特徴をもとに、症例ごとに術前背景や解剖学的特徴、術式から出血リスクを予想する。術者の経験・技量も考慮すべきだが、術前予測が困難な突発的事象もあり得ることから、予想出血量に加え予備量の輸血を準備することもやむを得ない。

　赤血球輸血の開始時期は、循環動態が許せばHt値20％程度まで待機できることが多く、可能であれば出血のコントロールがある程度ついた時点で投与した方が効果的である。術後管理の面からは、多くの場合30％以上のHt値を必要としない。

　もともと基礎疾患として肝硬変を有する症例においては、凝固因子の産生低下と脾機能亢進による血小板減少を認めることが多く、一般的に止血凝固能は落ちていると考えられている。しかし止血のカギとなるフィブリノゲン値をみると、必ずしも肝硬変症例で低いわけではない。一方、肝硬変症例ではアンチトロンビンやプロテインCなどの抗凝固因子の産生も低下しており、トータルとしての凝固能（トロンビン生成能）は低下していないと考えられる。し ▶「FFPの止血効果」（52）項参照
たがって肝臓外科領域における易出血性も、手術中に起こる「低フィブリノゲ

ン血症と線溶亢進」によってもたらされると考えてよい。

肝臓移植術中の低フィブリノゲン血症

　肝臓移植術においてもっとも出血量が多くなるのは、レシピエントの病的肝を摘出して移植肝を植え込む▶までの間である。この間に出血量が増えると大量の凝固因子を喪失し、門脈血流再開後にも出血傾向が持続してさらなる大量出血をまねくこととなる。私たちは生体肝移植症例において、術前および肝臓摘出時、門脈血流再開時、門脈血流再開4時間後、10時間後、16時間後、24時間後にそれぞれ、血小板数、PT、APTT、フィブリノゲン値を測定し、術中の凝固能低下の実態および出血量との相関について検討した。その結果、肝臓移植術全例を通じて、手術開始から門脈血流再開24時間後までの間にもっとも減少幅の大きかったのはフィブリノゲン値であることがわかった（術前値：173±124mg/dL；門脈血流再開時：82±49mg/dL；$p<0.05$）。血小板数やPT、APTT値には有意な変化を認めなかった。また、術中出血量が5,000mLを超える症例では最低フィブリノゲン値が75mg/dL未満となっており、有意に出血量が増加していた。このように肝臓移植術中の出血量と血中フィブリノゲン値の間には強い相関があり、出血量増加の主因となっているのは高度な低フィブリノゲン血症であることが示唆される▶。

▶肝静脈および門脈を吻合し門脈血流を再開する

ポイント
▶肝臓移植術中の出血量増加の主因となっているのは高度な低フィブリノゲン血症である

肝臓移植術中のフィブリノゲン補充

　さて次に、肝臓移植術中に血中フィブリノゲン値が低下した際、凝固因子の補充治療としてFFPだけを投与した群（2005年〜2006年）と、FFPに加えてクリオプレシピテートおよびフィブリノゲン製剤を投与した群（2007年〜2008年）との間で、術中出血量・輸血量を後方視的に比較検討した結果を示す（図38）[129]。具体的には、病的肝摘出後から移植肝の植え込みを終了して門脈血流の再開2〜4時間後までの間に、フィブリノゲン値が100mg/dLを下回るか、早晩下回ると予想された場合、フィブリノゲン製剤2〜3gを投与してフィブ

図38　肝移植症例でのフィブリノゲン製剤使用による出血量・輸血量の減少

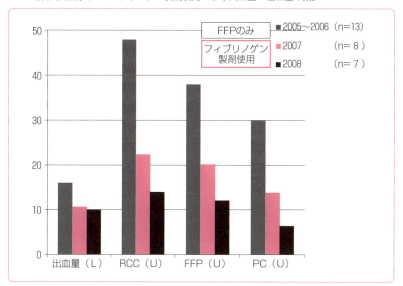

図39 生体肝移植術でのクリオプレシピテート／フィブリノゲン製剤投与効果（28歳男性：ウィルソン病）

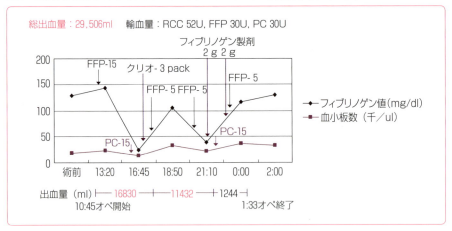

リノゲン値を150mg/dL以上に保つよう治療を行った。フィブリノゲン製剤投与群ではフィブリノゲン製剤非投与群と比較して、術中出血量は約30％減少、輸血量は約3分の1にまで大幅に減少した。肝臓移植術中にクリオプレシピテートおよびフィブリノゲン製剤を投与して止血を図った1症例での血中フィブリノゲン値、血小板数および出血量の推移を図39に示した。術中に血中フィブリノゲン値が50mg/dL未満と危機的な凝固障害を呈したが、クリオプレシピテートおよびフィブリノゲン製剤の投与によってフィブリノゲン値を100～150mg/dLまで改善させることができ、止血が達成された。FFP投与のみでは出血量はさらに増えて膨大となり、多臓器不全などの合併症を回避できなかった可能性があろう。以上、肝臓移植術中に出血量の増加にともなって高度な低フィブリノゲン血症を認めた際には、クリオプレシピテートおよびフィブリノゲン製剤の投与によってすみやかにフィブリノゲン値を止血可能域まで上げることが、出血量・輸血量の減少、さらに患者の予後改善に大きく寄与するであろうと考えられる[130]。

ポイント
▶肝移植術中、移植肝の植え込み終了～門脈血流再開後の低フィブリノゲン血症時にフィブリノゲン製剤を投与
→出血量・輸血量が劇的に減少！

肝臓移植術中のROTEM利用

一方、肝臓移植術中にトロンボエラストメトリー（ROTEM）主導の凝固管理を行い、フィブリノゲン製剤およびプロトロンビン複合体製剤投与による治療を行った症例における安全性についての報告がある[131]。このスタディでは、ROTEMアルゴリズム主導で2つの凝固因子濃縮製剤を用いた止血療法を実施し（n＝156）、肝動脈、門脈、および肝静脈血栓の評価にはドップラー超音波を使用、脳卒中、心筋虚血、肺塞栓症、および輸血関連変数を記録して、安全性を非使用群（n＝110）と比較した。全266例での同種輸血量はきわめて少なく、97例（36.5％）がRBC輸血なし、227例（85.3％）がFFP輸血なし、190例（71.4％）が血小板輸血なしで手術が施行された。そして、凝固因子濃縮製剤使用群と非使用群との間で血栓性、血栓塞栓性、および虚血性有害事象発生率に有意差はなかった（11/156対5/110；$p＝0.31$）。すなわち、肝臓移植術で凝固因子濃縮製剤等によるROTEM主導の治療を受けた患者に、濃縮製剤を受けなかった患者に比べ、血栓性や虚血性の有害事象は増えていないということである。

肝臓外科手術患者の輸血量と予後

　肝臓外科領域においても、術中出血量・輸血量と術後合併症を含めた予後との関連が指摘されている。肝細胞癌摘出術では、慢性肝炎・肝硬変に対する術前評価や手術技術の進歩にともなって、手術関連死亡は非常に少なくなった。しかし術後合併症については、術中出血量や輸血の有無、手術時間などとの関連性が指摘されている[132]。胆管細胞癌でも術中輸血をした群で術後合併症が多いとの報告[133]や、術中出血量が少ないこと（1,500mL以下）が生存率改善にかかわる唯一の因子であったとの報告[134]など、術中出血量・輸血量と術後合併症や予後との関連が指摘されている。一方、輸血と原疾患再発との関連も指摘されており、輸血を行った群では肝細胞癌の無再発生存率が有意に低いとの報告がある。それによると比較的早期の肝細胞癌（stage I, IIや非脈管侵襲群）に輸血を行った群で再発が多いことから、輸血による何らかの免疫学的関与が指摘されている[135]。

文献

129) 山本晃士、菊地良介、花井慶子、成田友美、加藤千秋、柴山修司、中村太郎、藤本康弘、木内哲也、髙松純樹．肝臓移植手術における輸血量減少に貢献した凝固学的治療．日本輸血細胞治療学会誌 2008; 54: 619-24.

130) Sabate A, Dalmau A. Fibrinogen: a clinical update on liver transplantation. Transplant Proc. 2015 Dec; 47(10): 2925-8.

131) Kirchner C, Dirkmann D, Treckmann JW, Paul A, Hartmann M, Saner FH, Görlinger K. Coagulation management with factor concentrates in liver transplantation: a single-center experience. Transfusion. 2014 Oct; 54(10 Pt 2): 2760-8

132) Fan ST, Lo CM, Liu CL, Lam CM, Yuen WK, Yeung C, Wong J. Hepatectomy for hepatocellular carcinoma: toward zero hospital death. Ann Surg 1999; 229: 322-30.

133) Nagino M, Kamiya J, Arai T, Nishio H, Ebata T, Nimura Y. One hundred consecutive hepatobiliary resections for biliary hilar malignancy: Preoperative blood donation, blood loss, transfusion, and outcome Surgery 2005; 137: 148-55.

134) Liu CL, Fan ST, Lo CM, Tso WK, Lam CM, Wong J. Improved operative and survival outcomes of surgical treatment for hilar cholangiocarcinoma. Br J Surg. 2006 Dec; 93(12): 1488-94.

135) Katz SC, Shia J, Liau KH, Gonen M, Ruo L, Jarnagin WR, Fong Y, D'Angelica MI, Blumgart LH, Dematteo RP. Operative blood loss independently predicts recurrence and survival after resection of hepatocellular carcinoma. Ann Surg 2009; 249: 617-23.

4 産科領域

17 産科大量出血の病態と凝固検査値
18 産科大量出血に対する輸血治療と抗線溶療法

　産科大量出血はしばしば妊産婦を生命の危機に陥れるほど急激に発症する。したがって、躊躇せずにO型Rh（＋）RBCによる異型適合輸血を行なうべきである。もし妊産婦が不規則抗体保有者であったとしても、不規則抗体が引き起こす溶血性副作用はほとんど重篤とはならないので、緊急を要する場合は交差試験なし（ノンクロス）にて時期を逸しない輸血を行なうべきである。また循環血漿量の維持と凝固障害発症予防のため、迅速に相当量（8〜12単位）のFTPを解凍して投与する。多くの場合その投与量は、RBC投与単位数を上回る量が必要となる。しかし後述するように、FFP投与による止血凝固能の上昇はあまり期待できず、活動性の出血症状が持続することはしばしば経験される。この場合、凝固障害を改善させて止血を図るためには濃縮製剤の併用が必要となる。特に産科DICは、DICをきたす基礎疾患の中でも特に出血症状の強い病態であり、分娩後も出血傾向が持続することがある。産科大量出血の止血治療の基本は、第一に凝固因子補充治療、第二に抗線溶療法である。そのポイントは"急激に進行するフィブリノゲン欠乏状態をすみやかに察知し、時機を逸することなく迅速に濃縮されたフィブリノゲンを十分補充して、すみやかに止血を図る"ことである。

17 産科大量出血の病態と凝固検査値：「産科的凝固線溶異常」と「産科DIC」を混同するべからず

産科大量出血の病態と凝固線溶検査値

　産科大量出血の病態をひとことで言うと、**「制御困難な過剰線溶をともなう、高度な低フィブリノゲン血症の状態」**である[136]。**「過剰線溶」**すなわち**「高度な線溶亢進状態」**では、血栓溶解酵素であるプラスミンが大量に産生され、**「プラスミン・ストーム」**とも言うべき病態が招来される。図40には、線溶系（プラスミン）とキニン・カリクレイン系の相互関係を示す。大量に産生されたプラスミンはキニン・カリクレイン系を活性化し、循環動態や炎症を増悪させる生理活性物質を増やすばかりでなく、さらなる線溶亢進をまねくポジティブ・フィードバック作用を発揮することがわかる。

　産科大量出血に陥った妊産婦の血中フィブリノゲン値はしばしば止血可能限界値である100mg/dLを切り、50mg/dLを下回ることも珍しくない。まとめると、産科大量出血の凝固検査値上の特徴は、高度な低フィブリノゲン血症とFDPの著増である。D-dimerの上昇は軽〜中等度にとどまり、フィブリノゲン分解産物が多い（一次線溶の亢進）ためにFDPとD-dimerの間に明らかな解離が認められる。また一部の症例（HELLP症候群など）を除いては、初期から高度な血小板減少を認めることは少ない。大量のプラスミン産生を反映してPICも高値となり、$α_2$-PIは消費のため低値となる。

図40 線溶系とキニン・カリクレイン系の関係

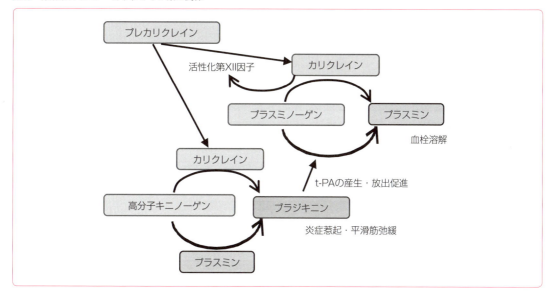

　産科大量出血を起こした妊産婦の凝固能、つまり止血する力をPT, APTT値で評価するのは危険であり、むしろ単一の因子として絶対値で表されるフィブリノゲン値を指標とすべきである。おおむね「150 mg/dLを切ると止血不良が始まり（＝フィブリノゲン補充開始の目安）、100 mg/dL未満では高度な止血不全状態（＝大量のフィブリノゲン急速補充が必要）、50mg/dLを切ると止血はほぼ不可能（＝集中的なフィブリノゲン補充が必須の危機的状況）」と言える。

　産科大量出血の場合もその発症リスクは概ねフィブリノゲン値に左右されるので[2]、止血力の評価ならびに凝固因子補充治療の目安としてフィブリノゲン値を用いるべきである。高度な低フィブリノゲン血症は出血症状からも予測でき、"サラサラとした赤インクのごとき液体が流れ出てくる"ような出血を見ればそれとわかる。また、産科DICスコアは基礎疾患と臨床症状に重みづけられた加点となっており、「子宮から出血した血液または採血血液が低凝固性の場合」、産科DICスコアの加点は大きく、産科DIC診断の重要な因子となっている。以上より、産科大量出血に直面した際には、**検査も治療もフィブリノゲンをターゲットに置く**ことが肝要であると言える。

「産科的凝固線溶異常」と「産科DIC」を混同するべからず

　①羊水塞栓症や常位胎盤早期剥離に代表される「血管内凝固」が先行する病態（産科DIC）と、②弛緩出血や前置・癒着胎盤、産道裂傷など「大量出血による凝固因子喪失」が先行する2つの病態に分けられる（図41）。しかしあくまでも①では、羊水や胎児・胎盤組織の母体血中への流入により「血管内微小血栓の持続的形成（＝DIC）とそれに続く大量のプラスミン産生」が起こっているのであり、出血が見られる以前からフィブリノゲンの枯渇を認める。

　しかし「産科危機的出血ガイドライン」を見てみると、上記①と②の両者が混同されており、「基礎疾患をもつ産科出血では中等量の出血でも容易にDICを併発する」というような誤解をまねく表現もある。

　弛緩出血や前置・癒着胎盤などで出血量の増加により併発してくるのは

図41 産科大量出血では、2つの機序でフィブリノゲンの枯渇が進行する！

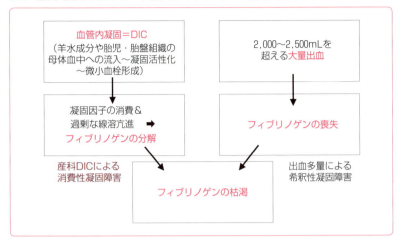

「フィブリノゲンの枯渇を主体とする高度な凝固障害」であり、先行する血管内微小血栓の形成はないのでDICとは言えないのである。

②の病態では、あくまでも出血量の急激な増加が先行し、胎盤剥離面など多発する血管傷害部位にて止血のためのフィブリン血栓が大量に生成され、そのためにフィブリノゲンの大量消費が起こると考えられる。また②においても必発する線溶亢進状態は、大量のフィブリン生成にともなって二次的に引き起こされるものであると言えよう。

これらのことから、②の病態での大量出血に対しては抗凝固療法を行う必要はなく（むしろトロンビン産生を抑えるのは出血を助長してしまうのでよくない）、積極的に抗線溶療法を行うべきであると考えられる。以上、産科大量出血では、先行する血管内凝固の有無（DICか否か）が凝固線溶異常の重症度を左右し、必要な治療手段の選択に大きく影響するので、初期における凝固線溶検査値の的確な評価が非常に重要である。

羊水塞栓症例

私たちが経験した重症の羊水塞栓症例は、他院からの搬送時、出血はなくHb値は13.7と維持されていたものの、フィブリノゲン値は25mg/dL未満で測定感度以下、FDP 7,088μg/mL、D-dimer 113.4μg/mL、PIC 144μg/mL、α2-PI 22％と高度な低フィブリノゲン血症と線溶亢進を呈していた。出血が起こる以前からフィブリノゲンの枯渇とFDPの著増を認めており、D-dimer値が相対的にそれほど高くない（通常D-dimer値はFDPの2～2.5分の1の値）ことから、フィブリノゲン分解産物が大量に生じていたと考えられる。羊水塞栓症では胎盤組織や羊水由来のプラスミノゲン・アクチベーターが、フィブリン非依存性のプラスミン産生に働いていると推測される。

このように大量に生じたプラスミンはフィブリンだけでなくフィブリノゲンも分解するため、フィブリノゲンの枯渇が急速に進むことになる。この羊水塞栓症例は、フィブリノゲンの枯渇と著しい線溶亢進によって止血能が極度に低下していたため、その後、心停止に至るほどの急性出血をきたすに至っている（結局のところ救命はできたが、意識障害が遷延した）。

18 産科大量出血に対する輸血治療と抗線溶療法

産科大量出血の本態が「**制御困難な過剰線溶をともなう、高度な低フィブリノゲン血症の状態**」である以上、その治療は「**線溶を抑え、濃縮されたフィブリノゲンを迅速に十分量補充する**」ことに尽きる。図42にトロンボエラストメトリーを用いた、産科大量出血患者に対する最新の止血治療アルゴリズムを示す[137]。

フィブリノゲンの補充には通常、FFPが投与されるが、産科大量出血の場合、FFPだけでは実効性の挙がるフィブリノゲン補充ができない。止血に必要なのは十分なフィブリノゲン"濃度"であるが、FFP投与では容量負荷もかかるので、高度な低フィブリノゲン血症に陥っている妊産婦のフィブリノゲン"濃度"をすみやかに止血可能域まで上げることはほとんど不可能▶である。フィブリノゲン値が100mg/dLを下回っている場合、大量出血時のFFP必要投与量とされる30mL/kgの投与によっても血中フィブリノゲン濃度の上昇はごくわずかであり、止血可能域まで上げるのは難しい[26]。出血の勢いが非常に激しい妊産婦の場合はなおさらである。

ポイント
▶FFP投与では高度な低フィブリノゲン血症に陥っている妊産婦のフィブリノゲン濃度をすみやかに止血可能域まで上げることはほとんど不可能

産科大量出血に対するフィブリノゲン補充

産科大量出血によって止血に必須であるフィブリノゲン濃度が高度に低下している場合、それを改善させるには、"**高濃度**"**にフィブリノゲンを含有した製剤**を"**短時間で投与**"し、"**一気に**"**フィブリノゲン値を上げる**治療が必要となる。それには、濃縮されたフィブリノゲンを含有するクリオプレシピテートもしくはフィブリノゲン製剤を投与するしかない。出血の勢いにもよるが、濃縮フィブリノゲンを4g（FFPでは約2,400mLに相当）ほど投与すれば、血中フィブリノゲン値は約100mg/dL上昇▶すると考えられる[138]。短時間（15〜20分以内）で一気にフィブリノゲン値が200〜250mg/dLを超えれば強固な止血栓が形成され、すみやかに止血が得られるはずである。

すでに欧米では、大量出血患者における高度なフィブリノゲン欠乏状態に対する、クリオプレシピテートおよびフィブリノゲン製剤の投与が広く行われており、産科大量出血に対する使用報告例も増えている[139,140]。わが国でも産科

ピットフォール
▶濃縮フィブリノゲンを4g（FFPでは約2,400mL相当）投与すれば、血中フィブリノゲン値は約100mg/dL上昇する

図42 ROTEMを用いた産科大量出血時の止血治療アルゴリズム　　　　　（文献132より改変）

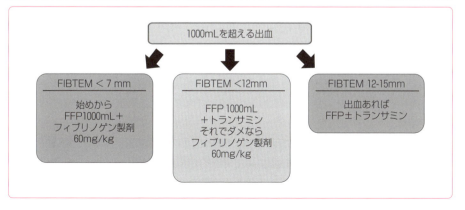

表13 産科大量出血に対する緊急輸血プロトコールの1例

> 対象：大量輸血が必要と判断された搬送症例および院内分娩症例
> ● RBC： O型6単位（必ず輸血前に血液型判定用の採血）
>   → 以降はABO同型RBC
> ● FFP： AB型8（12）単位
>   （480 mL×2ないし3パック）を凍結のまま払出し
> ● フィブリノゲン製剤：3ないし6 g
>   → 以降はフィブリノゲン値と患者の状態で判断

　大量出血に対するクリオプレシピテートおよびフィブリノゲン製剤投与の臨床試験が行われ、その有用性が報告されている[43, 141]。

　さて両製剤を投与するタイミングであるが、産科大量出血は一気に進むことが多いので、フィブリノゲン値が150mg/dL前後まで下がっていたらただちに濃縮フィブリノゲン3～4gを投与すべきである。投与後にも必ずフィブリノゲン値の上昇度を確認し、200mg/dLを超えていないか、あるいは出血の勢いがおさまってこなければ、クリオプレシピテートもしくはフィブリノゲン製剤の追加投与を行う。低フィブリノゲン血症の程度によっては濃縮フィブリノゲンの投与量を増やすべきである（たとえば50mg/dL前後なら6g以上の投与など）。ただしフィブリノゲンはあくまで凝固反応の基質（原材料）であるので、投与量が一時的に過量となっても問題はない。たとえフィブリノゲン値が300mg/dLを超えたとしても、血小板凝集能を高めるという意味で産科大量出血の止血には有利である[142]。なお50,000/μLを下回る血小板減少に対しては、適宜10～20単位の濃厚血小板製剤を投与するが、フィブリノゲン値が止血可能域を超えていなければその止血効果は乏しい。参考までに筆者の所属する施設での産科大量出血に対する緊急輸血プロトコールを表13に示す。

ポイント
▶産科大量出血では、フィブリノゲン値が150mg/dL前後まで下がっていたらただちに濃縮フィブリノゲン3～4gを投与すべき

産科大量出血に対するクリオプレシピテートとフィブリノゲン製剤の比較

　産科大量出血に対するクリオプレシピテートとフィブリノゲン製剤の有効性を比較した海外からの報告がある[143]。全21,614例の出産中77例（3.6%）で大量出血を確認、そのうち34例（44%）にクリオプレシピテート（n＝14）またはフィブリノゲン製剤（n＝20）が投与された。投与量は、クリオプレシピテートが2.21±0.35プール（5人分を1プール＝日本のFFP-480に換算すると2.5パック）、フィブリノゲン製剤が4±0.8gであった。平均推定失血量（EBL）、濃厚赤血球（RBC）およびFFP輸血量は、いずれもクリオプレシピテート投与群のほうがフィブリノゲン製剤投与群より多い傾向を認めた（それぞれEBL：5.2±1.1対3.3±0.5 L；RBC：7.2±1.2対5.9±1.0 units；FFP：4.1±0.7対3.2±0.7 units；いずれも有意差はなし）。

　この結果の解釈はむずかしいが、投与されたクリオプレシピテートに何gのフィブリノゲンが含有されていたのかが明確ではなく、一概にフィブリノゲン製剤のほうが止血効果が高いとは言えない。

　むしろ、（既述したように）線溶阻害作用が期待される凝固第XIII因子を高濃度に含有するクリオプレシピテートのほうが、産科大量出血の止血には適している可能性もある。なお、どちらの投与群においても止血は確実に行われ、血栓性合併症を含めて副作用は認めなかったという。

▶[7]希釈性凝固障害に対する治療概念と血液製剤

産科大量出血に対する抗線溶療法
トラネキサム酸の投与

この他、著明に亢進している血栓溶解反応を抑える抗線溶療法としては、トラネキサム酸の投与が有効であると考えられる[144]。トラネキサム酸 2〜4 g の one shot 静注を数時間おきに行えば、十分に血中濃度を維持することができる。

従来、トラネキサム酸の抗線溶作用が長時間にわたって続くと、微小血栓形成による臓器障害の発症リスクが高まると考えられていた。しかし前項で述べたように「先行する血管内凝固」がないような、弛緩出血、前置・癒着胎盤による大量出血に対しては、積極的にトラネキサム酸を投与すべきであると考えられる。特に FDP が著増していて出血の勢いも激しい場合には、積極的にトラネキサム酸を投与して線溶亢進を抑えることが肝要であると言える。

また、トラネキサム酸の効果は第 XIII 因子活性に依存するため、大量出血によって血中の第 XIII 因子濃度が低下していると、トラネキサム酸の抗線溶作用が発揮されにくくなる。

第 XIII 因子製剤およびその他の製剤の投与

(既述した) 第 XIII 因子濃縮製剤 (3〜4 バイアル) の投与による第 XIII 因子の補充は、フィブリン重合および線溶阻害作用の強化につながると期待される。さらに、線溶亢進によって消費される α_2-PI を FFP 投与で補充することも、線溶抑制に寄与する可能性がある。なお産科大量出血の場合、アンチトロンビン製剤や、FOY、フサンなどの投与効果はきわめて限定的であり、少なくとも先行する血管内凝固を伴っていない病態での投与意義はない。ただし、羊水塞栓症や胎盤早期剥離による産科 DIC に対しては「先行する血管内凝固」を抑える意味で、(出血性副作用の少ない) トロンボモジュリン製剤投与などを検討する価値がある。

重篤な羊水塞栓症では高度な血管内脱水および肺水腫を生じることがあるが、それに対しては、高度な線溶亢進と血管透過性亢進の抑制を期待して、補体系の制御因子である C 1 インヒビター (ベリナート P) を投与することも試みられている[145]。C 1 インヒビターにはブラジキニンやカリクレインを抑える作用があるので、1,000〜1,500 単位 (500 単位:約¥100,000) の補充により、血管平滑筋弛緩による血圧低下や血管内脱水、プラスミン産生 (線溶亢進) などを抑制できる可能性がある。

文献

136) Thachil J, Toh CH. Disseminated intravascular coagulation in obstetric disorders and its acute haematological management. Blood Reviews 2009; 23: 167-76.
137) Collis RE, Collins PW. Haemostatic management of obstetric haemorrhage. Anaesthesia 2015; 70 (Suppl 1): 78-86.
138) 山本晃士. 産科大量出血の病態と輸血治療. 日本輸血細胞治療学会誌 2012; 58: 745-52.
139) Bell SF, Rayment R, Collins PW, Collis RE. The use of fibrinogen concentrate to correct hypofibrinogenaemia rapidly during obstetric haemorrhage. Int J Obstet Anesth 2010; 19: 218-23.
140) Glover NJ, Collis RE, Collins P. Fibrinogen concentrate use during major obstetric haemorrhage. Anaesthesia 2010; 65: 1229-30.
141) Kikuchi M, Itakura A, Miki A, Nishibayashi M, Ikebuchi K, Ishihara O. Fibrinogen concentrate substitution therapy for obstetric hemorrhage complicated by coagulopathy. J Obstet Gynaecol Res 2013; 39: 770-6.
142) Lang T, Johanning K, Metzler H, et al. The effects of fibrinogen levels on thromboelastometric

variables in the presence of thrombocytopenia. Anesth Analg 2009; 108: 751-8.
143) Ahmed S, Harrity C, Johnson S, Varadkar S, McMorrow S, Fanning R, Flynn CM, O'Riordan JM, Byrne BM. The efficacy of fibrinogen concentrate compared with cryoprecipitate in major obstetric haemorrhage-an observational study. Transfus Med 2012; 2: 344-9.
144) Simonazzi G, Bisulli M, Saccone G, Moro E, Marshall A, Berghella V. Tranexamic acid for preventing postpartum blood loss after cesarean delivery: a systematic review and meta-analysis of randomized controlled trials. Acta Obstet Gynecol Scand. 2016 Jan; 95(1): 28-37.
145) Todo Y, Tamura N, Itoh H, Ikeda T, Kanayama N. Therapeutic application of C1 esterase inhibitor concentrate for clinical amniotic fluid embolism: a case report. Clin Case Rep. 2015 Jul; 3(7): 673-5.

5 外傷領域

19 外傷領域でのPOCTシステムとフィブリノゲン製剤
20 外傷初期の輸血療法

　外傷領域での輸血療法で重要なのは、①赤血球輸血の開始時期・投与量と製剤の選択、②止血目的の輸血治療、の2点であろう。鈍的外傷患者では出血や血液凝固障害が主な死亡原因となっているが、腹腔内出血など外から見ただけでは出血量を予測することがむずかしい場合がある。また、補液などの治療前ではHb値が低下していないことも多い。

外傷早期からの輸血：病院到着前

　しかし早期からの輸血治療は重要で、次のような外傷センター到着前の輸血が死亡率を大きく低下させたという後ろ向き研究の報告もある[146]。それは前向きのInflammation and Host Response to Injuryコホート試験に由来するデータを解析したもので、出血性ショックをきたし受傷後2時間以内に外傷センターに到着した鈍的外傷患者を対象としており、人口統計学的特性、外傷センターへの到着までの時間の長さ、外傷やショックの重症度などの影響を調整した上で実施されたものである。それによると、外傷センターへの到着前の輸血（対象患者のうちの50人）によって、24時間以内の死亡リスクが95％低下、30日以内の死亡リスクも64％低下していた。また、外傷誘発性の血液凝固障害のリスクも88％低下していた。

　このように、外傷センターへの到着前の輸血により、外傷患者の転帰が改善されることが明らかとなった。具体的な今後の対応策として、搬送用小型冷蔵庫にO型RBC 4〜6単位を入れ、救急車もしくはドクター・ヘリに積み込んで患者のもとへ運び、受傷状況やバイタル・サインをチェックした後、ただちに輸血を開始する、というような体制を採ることなどが考えられる。また、受傷早期からの積極的な血漿および血小板輸血が入院後24時間以内の出血による早期死亡を減少させ、特に赤血球輸血量に対する血漿および血小板輸血の比率が高い（1：1以上）症例では急性期死亡率が低下した、という大規模な前向き試験の結果（n＝1245）も報告されている[147]。

19　外傷領域でのPOCTシステムとフィブリノゲン製剤

　外傷領域は、既述したPOCTに基づいた輸血治療がもっとも威力を発揮する領域のひとつと考えられる[84, 148]。なぜなら重症外傷症例も産科大量出血症例と同様、**「制御困難な線溶亢進をともなう、高度な低フィブリノゲン血症」**をきたしていることが多く、フィブリノゲン値が予後を左右する重要な因子として位置付けられることがその理由のひとつである[149, 150]。高度な低フィブリノゲン血症（＜150mg/dL）に陥った外傷症例に対する止血治療としても、フィブリノゲン補充の重要性が指摘されている[149, 150]。

　出血性ショックに陥っている外傷症例では、生命維持のため早期から大量の

図43 外傷患者の凝固障害にもフィブリノゲン製剤は有効である

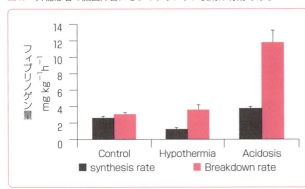

✓ 低体温はフィブリノゲンの産生を抑え、アシドーシスはフィブリノゲンの分解を速めてしまう
✓ 外傷患者では出血部位が複数あり、かつ出血スピードも速いので、フィブリノゲン値の目標最低ラインを200〜250mg/dLに設定する
✓ 外傷患者ではフィブリノゲン値が予後を大きく左右するので、フィブリノゲン製剤を早期から十分量（4〜6g）投与する

（文献150より引用）

補液や赤血球輸血が行われることが多いが、それによって希釈性に低フィブリノゲン血症（希釈性凝固障害）が起こり、出血傾向を助長することが多い。また、アシドーシスや低体温がフィブリノゲンの産生障害と分解亢進をまねき、低フィブリノゲン血症の進行が速いとされている（図43）。つまり外傷早期に見られる凝固障害では、トロンビン産生、すなわち凝固反応の進行自体は正常か亢進しているものの、血栓形成の最終的な基質であるフィブリノゲンが欠乏していることによって止血不全を呈すると考えられる[151]。したがって外科手技的な止血を図るとともに、早期からクリオプレシピテートないしフィブリノゲン製剤を投与することが、止血にとってきわめて有効であると考えられる。最近改訂された、外傷患者の大量出血および凝固障害に対する欧州の最新治療ガイドラインにおいても、初期治療の段階からフィブリノゲン製剤の投与が推奨されており、フィブリノゲン値＜150〜200mg/dL で濃縮フィブリノゲン3〜4gを投与する指針となっている[152]▶。なお、外傷早期からのFFP投与の有効性についてはさまざまな議論があり、いまだ確立した治療とはなっていない[153, 154]。

欧州のある救命救急センターでは、重症外傷患者に対して積極的にフィブリノゲン製剤を投与する（全症例の90%以上）ことにより、FFP投与を必要とする症例は10%未満と減少した（表14）[77]。初療室から集中治療室入院後24時間にかけて、6〜7gのフィブリノゲンとプロトロンビン複合体製剤が投与されることによって止血はほぼ達成され、FFPの投与は最小限に抑えられた。外傷患者における凝固障害は、濃縮フィブリノゲンおよびPCCの投与だけでほとんど治療可能であることが示されたのである。また、RBC投与量との比が1：1を超えるほどのFFP投与によっても出血している外傷患者の凝固能

ポイント
▶重症外傷患者では早期から高度な低フィブリノゲン血症を呈していることが多く、フィブリノゲン製剤の早期投与が推奨される！

表14 救急外傷患者に対する輸血治療（n＝131；全体の生存率：76%）

		RBC(U)	FFP	PC (U)	PCC(U)	Fib
✓ ICU入室までの製剤投与患者数と平均投与量	No.	125	6	22	83	123
	(%)	(95.4)	(4.6%)	(16.8)	(63.4)	(93.9%)
	Units	6	10	2	1.8K	6 g
✓ 入院後24時間以内の製剤投与患者数と平均投与量	No.	131	12	29	101	128
	(%)	(100)	(9.2%)	(22.1)	(77.1)	(97.7%)
	Units	10	10	2	2.4K	7 g

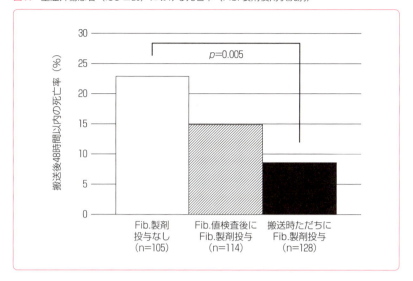

図44 重症外傷患者（ISS ≧26）における死亡率（Fib.製剤使用状況別）

は上がらず、クリオプレシピテート併用によるフィブリノゲンの補充が必要であるとも報告されている。

このように重症外傷患者での凝固障害においても、まずもってフィブリノゲンの集中的な補充がもっとも大切であることがわかる。

埼玉医科大学総合医療センターにおける外傷患者へのフィブリノゲン製剤投与

筆者が所属する施設の高度救命救急センターでは、2012年8月から外傷症例に対するフィブリノゲン製剤投与を始めている。

その初期には、来院時に重症度が高いと判断された場合、すみやかにフィブリノゲン値を測定し、150mg/dLを下回っていた際にフィブリノゲン製剤3gを投与していた。2014年までの統計では、10単位以上のRBC輸血を必要とした重症外傷症例のおよそ60％に、150mg/dL未満の低フィブリノゲン血症を認めており、計70例（年間約30例）近い症例にフィブリノゲン製剤を投与してきた。

そして2014年4月からは、ドクター・ヘリでの搬送例で搭乗ドクターにより大量輸血が必要と判断された場合や、病院到着後に緊急の開胸・開腹術が必要と判断された場合には、先制的にフィブリノゲン製剤3gを投与することとした。図44に示すように、Injury Severity Score（ISS）≧26の重症例での全死亡率は、フィブリノゲン製剤の投与を開始してから7～8％ほど低下した。

そして特に重要なのは、到着後ただちにフィブリノゲン製剤を先制投与することにより、来院後48時間以内の急性期死亡率が15％近くも有意に低下したことである。これはすなわち、外傷性出血による早期死亡を減少させたということに他ならない。

また、一般的にその救命率が20％前後とされるISS≧41の重篤な外傷症例においても、フィブリノゲン製剤の先制投与によって大幅に退院生存率が改善しており（25％→70～80％）、生存例の42～45％がフィブリノゲン製剤投与症例であった▶（図45）。

フィブリノゲン製剤の先制投与が重症外傷症例での生存率改善をもたらした

> [ピットフォール]
> ▶重症外傷症例では濃縮フィブリノゲンの先制投与が生命予後を改善する可能性がある！

図45 重篤外傷患者（ISS ≧41）の生存退院率（Fib. 製剤使用：2012. 8 月～）

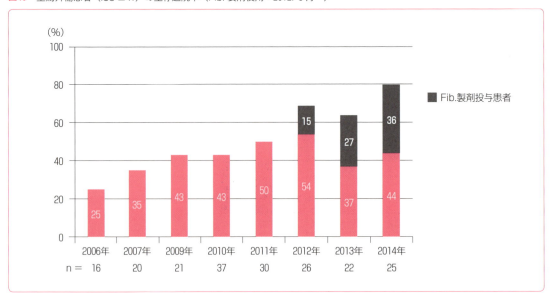

のは、以下のような考え方による▶。つまり、搬送直後からいち早く致命的な凝固障害（低フィブリノゲン血症）を改善させ、一次止血を図ることによって患者の搬送～画像診断～その後の外科的治療を可能とし、それにより最終的な止血を完了させる、というストラテジーである。なお基本的に血小板輸血は外科的止血が完了した後でよく、患者の病院到着後 1 時間くらいで輸血可能となれば、タイミングとしては十分であると考えられる。従来の外傷治療は、ダメージコントロールと血漿投与による凝固障害の治療が主体であったが、その治療効果には限界があった[155、156]。

▶重傷外傷患者に対するフィブリノゲン製剤の先制投与が生存率収差をもたらす理由

外傷急性期での先制的なフィブリノゲン製剤の投与は、致命的な希釈性凝固障害からの離脱を可能にし、重症外傷症例での生命予後の改善に大きく貢献すると期待される[157]。

20 外傷初期の輸血療法

一方、外傷初期においては、凝固系に比して相対的に線溶系が優位▶であると報告されている[158、159]。高度な線溶亢進が起こっている症例、すなわち来院時 FDP 値が高い症例ほど死亡率が高い傾向がある[160、161]。

ポイント
▶外傷初期には線溶亢進が起こっている

その理由のひとつに、線溶亢進による局所での易出血性（止血栓の脆弱性）が挙げられよう。止血のために生成されたフィブリン血栓はすみやかに分解され、大量に生じた線溶酵素プラスミンはフィブリノゲンまでをも分解してしまう。低フィブリノゲン血症の急速な進行は局所の易出血性に拍車をかけることとなり、急性期での出血死につながってしまう。

さらに線溶亢進状態で著増する FDP 自体には、血小板凝集抑制作用、抗トロンビン作用、フィブリン重合阻害作用、炎症性サイトカインの産生・放出促進作用など、さまざまな生理作用▶がある。プラスミンの作用によって産生されるブラジキニンにも、平滑筋弛緩作用による血圧低下や血管透過性を亢進さ

▶FDP 自体のよくない生理作用

せる作用、炎症増悪作用などがあることから、線溶亢進状態そのものが、プレショック～ショック状態にある外傷患者の病態を増悪させると推測される。

特に頭部外傷をともなっている多発外傷の場合は線溶亢進が顕著であり（FDP ＞200～300μg/mL）、出血量が多くなくても非常に生命予後が悪いとされる。もともと脳神経組織では、凝固系を活性化させる TF の発現量が高い一方で、線溶系を活性化させる組織型プラスミノゲン・アクチベーター（t-PA）の発現量も非常に高い[162]。脳内出血時には迅速に凝固活性化が起こって止血が進み、逆に血栓・塞栓による脳血流の障害時にはすみやかに線溶系が作動するしくみが備わっていると言えよう。

外的要因である頭部外傷により脳血管および脳組織が傷害を受けると、脳組織特異的な血管内皮細胞や神経細胞から t-PA が大量に放出され、脳局所での線溶能が著しく亢進すると考えられる▶。これを抑えるためには、迅速に抗線溶療法を行うことが必要となる。抗線溶剤トラネキサム酸の投与はもちろんであるが、クリオプレシピテートの投与が有利にはたらく可能性がある[163]。クリオプレシピテートは線溶阻害因子として考えられる第 XIII 因子やビトロネクチンを高濃度に含有しており、抗線溶作用を発揮することが期待されるからである▶。第 XIII 因子については濃縮分画製剤もあるので、クリオプレシピテートの代替としてフィブリノゲン製剤と第 XIII 因子製剤を合わせて投与することが、止血にとってより有効に作用するかもしれない[164]。

略語
TF：tissue factor
t-PA：tissue-type plasminogen activator

ピットフォール
▶頭部外傷患者では線溶亢進が著しい！

▶[7] 希釈性凝固障害に対する治療概念と用いる凝固障害

外傷患者へのトラネキサム酸

外傷患者に対するトラネキサム酸投与の有効性については、2005年から行われた CRASH-2 という国際的なランダム化比較試験の結果がある[165]。

この試験は、成人外傷患者 2 万211人を対象とし、トラネキサム酸の出血死予防効果を探索的解析で調査したものである。全死亡率は、トラネキサム酸投与群14.5%（n＝1,463）、プラセボ群16.0%（n＝1,613）と、トラネキサム酸投与群で有意に低く（p＝0.0035）、また出血による死亡率も、トラネキサム酸投与群4.9%（n＝489）、プラセボ群5.7%（n＝574）と、トラネキサム酸投与群で有意に低かった（p＝0.0077）。また出血死リスクは、受傷後1時間以内のトラネキサム酸投与（相対リスク0.68）と1～3時間後の投与（同0.79）で低下したが、3時間以上経過後の投与では逆に上昇した（同1.44）ことから、トラネキサム酸は受傷後早期に投与すべきであると結論づけられている。

さらに、1万3,273人の外傷性出血患者について、トラネキサム酸の死亡率への効果をベースライン時の死亡リスクによる層別解析で検討したところ、軽症から重症までの4つのリスク階層において、全死因死亡率、出血死への効果に異質性は見られなかったことから、トラネキサム酸は重症例に限らず外傷性出血患者に広く投与できることが示唆された。

しかし、外傷性脳損傷患者270人を対象にしたコホート内無作為化プラセボ対照試験によるトラネキサム酸の頭蓋内出血抑制効果の検討では、介入群（トラネキサム酸投与群）で限局性脳虚血病変の出現率、死亡率が低かったものの、頭蓋内出血量は介入群5.9mL、対照群8.1mL（調整後の差：3.8mL）と有意差はなく、トラネキサム酸の明確な薬効は示されなかった[166]。だが（既述した

ように）頭部外傷合併例では極めて高度な線溶亢進状態をともなっていることが多く、早期からトラネキサム酸を始めとする抗線溶療法を行うことが望ましい[167]。

以上述べてきたように、重症外傷患者に対する止血治療は、線溶阻害剤トラネキサム酸の投与に加え、POCTによる適切な凝固因子濃縮製剤（特に濃縮フィブリノゲン）のすみやかな投与がもっとも重要であると言える。

ポイント

▶重傷外傷患者に対する止血治療はPOCTによる適切な凝固因子濃縮製剤（特に濃縮フィブリノゲン）のすみやかな投与がもっとも重要

文献

146) Brown JB, Cohen MJ, Minei JP, Maier RV, West MA, Billiar TR, Peitzman AB, Moore EE, Cuschieri J, Sperry JL; Inflammation and the Host Response to Injury Investigators. Pretrauma center red blood cell transfusion is associated with reduced mortality and coagulopathy in severely injured patients with blunt trauma. Ann Surg. 2015 May; 261(5): 997-1005.

147) Holcomb JB, del Junco DJ, Fox EE, Wade CE, Cohen MJ, Schreiber MA, Alarcon LH, Bai Y, Brasel KJ, Bulger EM, Cotton BA, Matijevic N, Muskat P, Myers JG, Phelan HA, White CE, Zhang J, Rahbar MH; PROMMTT Study Group. The prospective, observational, multicenter, major trauma transfusion (PROMMTT) study: comparative effectiveness of a time-varying treatment with competing risks. JAMA Surg. 2013 Feb; 148(2): 127-36.

148) Schöchl H, Nienaber U, Maegele M, Hochleitner G, Primavesi F, Steitz B, Arndt C, Hanke A, Voelckel W, Solomon C. Transfusion in trauma: thromboelastometry-guided coagulation factor concentrate-based therapy versus standard fresh frozen plasma-based therapy. Crit Care. 2011; 15(2): R83.

149) Meyer MA, Ostrowski SR, Sørensen AM, Meyer AS, Holcomb JB, Wade CE, Johansson PI, Stensballe J. Fibrinogen in trauma, an evaluation of thrombelastography and rotational thromboelastometry fibrinogen assays. J Surg Res. 2015 Apr; 194(2): 581-90.

150) Fries D, Martini WZ. Role of fibrinogen in trauma-induced coagulopathy. Br.J.Anaesth. 2010; 105: 116-21.

151) Schöchl H, Schlimp CJ, Maegele M. Tranexamic acid, fibrinogen concentrate, and prothrombin complex concentrate: data to support prehospital use? Shock. 2014 May; 41 Suppl 1: 44-6.

152) Rossaint R, Bouillon B, Cerny V, Coats TJ, Duranteau J, Fernández-Mondéjar E, Filipescu D, Hunt BJ, Komadina R, Nardi G, Neugebauer EA, Ozier Y, Riddez L, Schultz A, Vincent JL, Spahn DR. The European guideline on management of major bleeding and coagulopathy following trauma: fourth edition. Crit Care. 2016; 20(1): 100.

153) Rourke C, Curry N, Khan S, Taylor R, Raza I, Davenport R, Stanworth S, Brohi K. Fibrinogen levels during trauma hemorrhage, response to replacement therapy, and association with patient outcomes. J Thromb Haemost. 2012 Jul; 10(7): 1342-51.

154) Hagiwara A, Kushimoto S, Kato H, Sasaki J, Ogura H, Matsuoka T, Uejima T, Hayakawa M, Takeda M, Kaneko N, Saitoh D, Otomo Y, Yokota H, Sakamoto T, Tanaka H, Shiraishi A, Morimura N. Can early aggressive administration of fresh frozen plasma improve outcomes in patients with severe blunt trauma? - A report by the Japanese Association for the Surgery of Trauma. Shock. 2016; 45: 495-501.

155) Khan S, Brohi K, Chana M, Raza I, Stanworth S, Gaarder C, Davenport R; International Trauma Research Network (INTRN). Hemostatic resuscitation is neither hemostatic nor resuscitative in trauma hemorrhage. J Trauma Acute Care Surg. 2014 Mar; 76(3): 561-7.

156) Khan S, Davenport R, Raza I, Glasgow S, De'Ath HD, Johansson PI, Curry N, Stanworth S, Gaarder C, Brohi K. Damage control resuscitation using blood component therapy in standard doses has a limited effect on coagulopathy during trauma hemorrhage. Intensive Care Med. 2015 Feb; 41(2): 239-47.

157) Yamamoto K, Yamaguchi A, Sawano M, Matsuda M, Anan M, Inokuchi K, Sugiyama S. Preemptive administration of fibrinogen concentrate contributes to improved prognosis in severe trauma patients. Trauma Surgery & Acute CareOpen, in press.

158) Gando S. Disseminated intravascular coagulation in trauma patients. Semin Thromb Hemost. 2001 Dec; 27(6): 585-92.

159) Oshiro A, Yanagida Y, Gando S, Henzan N, Takahashi I, Makise H. Hemostasis during the early stages of trauma: comparison with disseminated intravascular coagulation. Crit Care. 2014 Apr 3; 18(2): R61.

160) Theusinger OM, Wanner GA, Emmert MY, Billeter A, Eismon J, Seifert B, Simmen HP, Spahn DR, Baulig W. Hyperfibrinolysis diagnosed by rotational thromboelastometry (ROTEM) is asso-

ciated with higher mortality in patients with severe trauma. Anesth Analg. 2011; 113(5): 1003-12.
161) Ives C, Inaba K, Branco BC, Okoye O, Schochl H, Talving P, Lam L, Shulman I, Nelson J, Demetriades D. Hyperfibrinolysis elicited via thromboelastography predicts mortality in trauma. J Am Coll Surg. 2012 Oct; 215(4): 496-502.
162) Yamamoto K, Loskutoff DJ. Fibrin deposition in tissues from endotoxin-treated mice correlates with decreases in the expression of urokinase-type but not tissue-type plasminogen activator. J Clin Invest 1996; 97: 2440-51.
163) Holcomb JB, Fox EE, Zhang X, White N, Wade CE, Cotton BA, del Junco DJ, Bulger EM, Cohen MJ, Schreiber MA, Myers JG, Brasel KJ, Phelan HA, Alarcon LH, Muskat P, Rahbar MH; PROMMTT Study Group. Cryoprecipitate use in the PROMMTT study. J Trauma Acute Care Surg. 2013 Jul; 75 (1 Suppl 1): S31-9.
164) Theusinger OM, Spahn DR, Ganter MT. Transfusion in trauma: why and how should we change our current practice? Curr Opin Anaesthesiol. 2009 Apr; 22(2): 305-12.
165) Roberts I, Shakur H, Coats T, Hunt B, Balogun E, Barnetson L, Cook L, Kawahara T, Perel P, Prieto-Merino D, Ramos M, Cairns J, Guerriero C. The CRASH-2 trial: a randomised controlled trial and economic evaluation of the effects of tranexamic acid on death, vascular occlusive events and transfusion requirement in bleeding trauma patients. Health Technol Assess. 2013 Mar; 17(10): 1-79.
166) CRASH-2 Collaborators (Intracranial Bleeding Study). Effect of tranexamic acid in traumatic brain injury: a nested randomised, placebo controlled trial (CRASH-2 Intracranial Bleeding Study) BMJ. 2011; 343: d3795.
167) Ker K, Roberts I, Shakur H, Coats TJ. Antifibrinolytic drugs for acute traumatic injury. Cochrane Database Syst Rev. 2015 May 9; (5): CD004896.

おわりに

　近年の輸血医療の進歩・変遷にはめざましいものがあり、輸血治療に携わる臨床医は常に新しい知識を吸収していく必要に迫られている。さもないと輸血治療を受ける患者に不利益を及ぼすことになり、ひいては生命予後をも左右しかねない。特に知識と実践が必要とされている分野は「止血目的の輸血治療」であろう。従来、あまり顧みられてこなかったこの分野は、筆者のような血液凝固を専門とする医師が輸血に関わるようになって、その重要性がますますクローズアップされてきている。**「大量の輸血が延々と続けられるのは止血ができないから」**であり、**「止血さえできれば、あらゆる輸血がいっさい不要となる」**という大前提に立ち返り、今こそ利用できるあらゆる手段を使って、出血患者の命を救う輸血療法を実践するときである（図46）。

図46

究極の輸血とは……「止血」

止血さえできれば、
あらゆる輸血が不要となる！

大量出血で不幸な結果となってしまうのは
輸血が間に合わなかった、からではなく

血が止められなかったから！

索引

外国語索引

ギリシャ文字
α2-PI：alpha 2 plasmin inhibitor 31, 52
　　──欠乏症 52

A
AB型クリオプレシピテート 26
APTT 36
　　──検査 34
　　──検査値 54
A型クリオプレシピテート 26, 43

B
BPA：best practice alert 10

C
C1インヒビター 83
CDS：clinical decision support 10
CPD：citrate-phosphate-dextrose 12
CRP：C-reactive protein 10

D
DIC：disseminated intravascular coagulation
　　... 9, 30, 50, 63

F
FDP：fibrin/fibrinogen degradation product ... 10, 69, 88
FFP：fresh frozen plasma 3, 9, 52
　　──の"新"使用指針 57
　　──の止血効果 52
　　──の大量投与 24
　　──輸血 5, 23, 38, 52-58, 63
　　──輸血の適応 56
FIBTEM 34, 35, 38

G
GVHD：graft versus host disease 12

H
HELLP症候群 78
HES：hydroxyethyl starch 19
HIT：heparin induced thrombocytopenia 51

I
ICU 42
ITP：idiopathic thrombocytopenic purpura 51
IVC 74

M
MCF：maximum clot firmness 34, 35
MTP：Massive transfusion protocol 40-42
NAT：nucleic acid amplification test 12
NICU 64, 65

P
PBM：Patient Blood Management 3, 9, 11, 38
PCC：prothrombin complex concentrate 30, 38, 86
PIC：plasmin-plasmin inhibitor complex 69
PICU 65
POCT：Point of Care Testing 28, 34, 38, 72, 85
　　──システム 37, 38, 39, 85
PPSB-HT 31
PT 5, 36
　　──検査 34, 54

R
RBC輸血 87
restrictive transfusion 6
ROTEM：rotation thromboelastometry 34, 38, 76

S
SCD 64
SFMC：soluble fibrin monomer complex 67

T
TACO：transfusion associated circulatory overload ... 17
TAFI 31
TAT：thrombin-antithrombin complex 67
TEG：thromboelastography 34, 38, 42
TF：tissue factor 89
TMA：thrombotic microangiopathy 52
t-PA：tissue-type plasminogen activator 89
TRALI：Transfusion related acute respiratory injury
　　... 3, 14, 41, 58
TTP：thrombotic thrombocytopenic purpura 51

日本語索引

あ
アナフィラキシー･････････････････3, 28, 31, 58
アミロイドーシス････････････････････････52
アルブミン製剤･････････････････････････14
アレルギー反応･････････････････････････51
アンチトロンビン････････････････････････74
アンチトロンビン製剤････････････････････51

い
異型適合血輸血･････････････････････････43
異型適合輸血･･･････････････････････26, 78
易出血性･･････････････････････････････74
医療倫理･･････････････････････････････14
院内ヘモビジランス体制･･････････････････16
インフォームド・コンセント･･･････････････14

う
ウィルス感染症･････････････････････････12
ウージング････････････････････････････19

え
エホバの証人･･･････････････････････14, 15
エリスロポエチン･････････････････････48, 63

か
外因系凝固因子･････････････････････････67
外因系凝固経路･････････････････････････54
外傷初期･･･････････････････････････88, 89
外傷性出血････････････････････････････31
外傷センター･･･････････････････････････85
外傷大量出血プロトコール････････････････41
外傷領域･･････････････････････････････85
解離性大動脈瘤･････････････････････････71
過剰線溶･･････････････････････････････78
活性型第 VII 因子製剤･････････････29, 30, 31
活性型第 XIII 因子製剤･･･････････････････54
カリウム除去フィルター･･････････････････64
簡易計算法, Hb 値上昇･･･････････････････74
肝硬変････････････････････････････････75
肝細胞癌摘出術････････････････････････77
患者中心の輸血医療･････････････････････9
肝静脈本幹････････････････････････････74
癌性貧血･･････････････････････････････48
肝切除術･･････････････････････････････74
感染症････････････････････････････････48
肝臓移植術･･････････････････････････74-77

き
希釈性凝固障害････････････19, 22, 23, 40, 66, 86
キニン・カリクレイン系･･･････････････78, 79

急性出血･･････････････････････････････19
急性肺障害････････････････････････････48
胸腔････････････････････････････････66
凝血塊････････････････････････････････13
凝固因子濃度･･････････････････････････10, 19
凝固因子補充治療･･･････････････････････78
凝固検査値････････････････････････････10
凝固障害･･････････････････････････････5
凝固線溶異常･･････････････････････････5
凝固線溶活性化状態･････････････････････66
凝固第 XIII 因子････････････････････････83
胸部大動脈瘤手術･･･････････････････････70
局所性 DIC･･････････････････････････66, 69

く
国レベルでのヘモビジランス･･････････････16
クリオ / フィブリノゲン製剤の使用指針（案）････24
クリオ製剤の運用･･･････････････････････26
クリオプレシピテート･･････23-29, 38, 39, 70, 76, 81, 82, 88, 90
グロブリン製剤･････････････････････････14
血液型不明患者････････････････････････43
血液の安全監視体制･････････････････････16
血管内凝固････････････････････････････79
血管内微小血栓････････････････････････79
血小板製剤････････････････････････････9
血小板マイクロパーティクル･･････････････25
血小板輸血･････････････････････5, 38, 50, 51
血小板輸血不応状態･････････････････････5
血栓症････････････････････････････････30
血栓性血小板減少性紫斑病･･･････････････51
血栓塞栓症････････････････････････････30
検査部･･････････････････････････････9, 10

こ
コアグチェック･････････････････････････36
抗 HLA 抗体産生････････････････････････5
高カリウム血症････････････････････････64
交換輸血･･････････････････････････････63
抗凝固因子････････････････････････････74
抗凝固療法････････････････････････････51
抗線溶療法･････････････････････････78, 80, 83
後天性第 XIII 因子欠乏･･･････････････････33
高ビリルビン血症･･･････････････････････63
高齢化社会････････････････････････････65
固形癌････････････････････････････････49
骨髄異形成症候群･･･････････････････････49
骨髄機能不全･･････････････････････････50

さ
細菌汚染･･････････････････････････････13
最小限の輸血･･････････････････････････3
最小限輸血････････････････････････････4

索引

再生不良性貧血 … 49, 50
臍帯血管内輸血 … 63
サイトカイン … 51
サイレント DIC … 69
産科 DIC … 78, 79, 81, 84
産科大量出血 … 31, 78-83
産科大量出血に対する緊急輸血プロトコール … 82
産科的凝固線溶異常 … 79

し

止血可能域 … 20
止血栓 … 30, 54
自己血採血 … 12
自己決定権 … 14
自己血輸血 … 12, 13, 15
自己免疫性溶血性貧血 … 48
周術期止血管理 … 38
手術前患者における貧血管理のアルゴリズム … 4
術後合併症 … 3
術前の血小板輸血 … 6
常位胎盤早期剥離 … 79, 83
小児領域 … 63
消費性凝固障害 … 31, 66
消費性凝固能障害 … 40
シリンジポンプ … 64
心筋梗塞 … 30
親権濫用 … 14
人工血管置換術 … 66, 71, 72
人工心肺 … 66, 67, 70
新生児 … 63
新生児溶血性疾患 … 63
腎性貧血 … 48
心臓血管外領域の MTP … 41
心不全 … 48
蕁麻疹 … 51

せ

制限輸血 … 4, 6, 10
成分輸血 … 3
赤血球製剤 … 9
赤血球輸血 … 48, 64
洗浄血小板 … 43
全身性の出血傾向 … 21
先天性第 XIII 因子欠乏 … 33
先天性プロテイン C 欠乏症 … 31
先天性無フィブリノゲン血症 … 27
線溶亢進 … 5
線溶亢進型 DIC … 56

そ

造血器腫瘍 … 50
組織型プラスミノゲン・アクチベーター … 89

た

第 VII 因子 … 67
　――製剤 … 53
第 IX 因子製剤 … 53
第 XIII 因子 … 25, 89
　――製剤 … 31, 32, 53, 83
代替療法 … 14
胎盤剥離面 … 80
大量出血 … 20, 21, 49
大量輸血 … 87
　――プロトコール … 40
多臓器不全 … 41
胆管細胞癌 … 77

ち

致命的な凝固障害 … 88
中心静脈 … 74
直接輸血 … 64
貯血式自己血輸血 … 12

て

帝王切開 … 13
低出生体重児 … 63
低フィブリノゲン血症 … 10, 22, 23, 27, 66, 72, 74-76, 78, 81, 82, 85-89
低分子ヘパリン … 51
適正輸血 … 3, 6
鉄欠乏 … 48

と

同種血輸血 … 3, 12
等張アルブミン製剤 … 19
頭部外傷 … 89
動脈血栓症 … 30
投与トリガー … 57
ドクター・ヘリ … 85, 87
　――搭乗医師 … 41
特発性血小板減少性紫斑病 … 51
ドライヘマト … 36
トラネキサム酸 … 83, 89, 90
トロンビン … 30
　――生成 … 19, 20, 74
　――生成反応 … 54
トロンボエラストメトリー … 34, 36, 38, 76, 81
トロンボモジュリン製剤 … 83

な

内因系凝固経路 … 54

に

日本赤十字社 … 16, 17, 24, 26
妊産婦 … 13, 78

の
脳血栓塞栓症 ……………………………………… 30
濃縮フィブリノゲン ……………………………… 86, 90

は
敗血症 ……………………………………………… 63
　──DIC ………………………………… 10, 51, 58
肺水腫 ……………………………………………… 41
播種性血管内凝固症候群 ………………………… 50

ひ
脾機能亢進 ………………………………………… 74
微小フィブリン血栓 ……………………………… 68
ビタミン B12欠乏 ………………………………… 48
ビトロネクチン ………………………… 24, 25, 89
非溶血性免疫学的副作用 ………………………… 14
ビリルビン ………………………………………… 63

ふ
ファイバ …………………………………………… 30
フィブリノゲン ………………………… 19, 20, 21
フィブリノゲン-HT ………………………… 26, 29
フィブリノゲン製剤 …… 23, 26-29, 38, 39, 53, 70, 75, 76, 81, 82, 87
　──の安全性 …………………………………… 28
　──を先制投与 ………………………………… 87
フィブリノゲン濃度 ……………………………… 25
　──およびフィブリノゲン重合反応 …… 34, 35
フィブリノゲン補充 ……………………………… 81
フィブリン ………………………………………… 21
　──血栓形成 ……………………………… 20, 34
　──の重合不全 ………………………………… 31
フィブロガミン P ………………………………… 33
フィブロネクチン ………………………………… 24
腹腔内輸血 ………………………………………… 63
プラスミノゲン・アクチベーター ……………… 25
プラスミン ………………………………………… 67
　──・ストーム ………………………………… 78
プロテイン C ……………………………………… 74
プロトロンビン複合体製剤 ……………… 30, 53, 76
分割輸血 …………………………………………… 64

へ
閉鎖回路 …………………………………………… 64
ベストプラクティスアラート …………………… 10

へ
ヘパリン起因性血小板減少症 …………………… 51
ヘパリン系薬剤 …………………………………… 51
ヘマトクリット値 ………………………………… 36
ヘモコンプレッタン P …………………………… 27
ヘモビジランス …………………………………… 16
ベリナート P ……………………………………… 83

ほ
ボーラス投与 ……………………………………… 31
保護責任者遺棄致死 ……………………………… 14

ま
慢性消耗性疾患 …………………………………… 48

み
ミッドプレス式輸液ポンプ ……………………… 64
未分画ヘパリン …………………………………… 51

む
無菌的接続措置 …………………………………… 64

ゆ
輸血過誤 …………………………………………… 14
輸血関連移植片対宿主病 ………………………… 12
輸血関連急性肺障害 ……………………………… 3
輸血関連循環過負荷 ……………………………… 58
輸血強行可能年齢 ………………………………… 14
輸血後 GVHD ……………………………… 12, 17, 64
輸血後感染症 ……………………………………… 14
輸血パッケージ …………………………………… 42
輸血部 …………………………………………… 9, 10
輸血用血液在庫量 ………………………………… 7

よ
溶血性副作用 ………………………………… 14, 48
葉酸欠乏 …………………………………………… 48
羊水塞栓症 …………………………………… 79, 80, 83

り
リウマチ …………………………………………… 48
リコンビナント製剤 ……………………………… 52
臨床決断支援（CDS） …………………………… 10

わ
ワーファリン ……………………………………… 31

【著者略歴】
山本　晃士（やまもと　こうじ）
埼玉医科大学総合医療センター輸血細胞医療部・教授
1992年、名古屋大学大学院医学系研究科卒業.
専門領域：臨床輸血学、血栓止血学、造血幹細胞学
主な活動・資格：日本輸血・細胞治療学会評議員（「クリオ・フィブリノゲン製剤小委員会」委員長），日本血液学会評議員，日本血栓止血学会代議員

【主な著書】
『図解臨床輸血ガイド』（編集，文光堂），『血液専門医テキスト　改訂第2版』（分担執筆，江堂），『新・血栓止血血管学』（分担執筆，金芳堂）

POCTを活用した実践的治療　輸血による止血戦略とそのエビデンス
―――――――――――――――――――――――――――――――――――――
2016年12月10日　第1版第1刷ⓒ

著　者　　　山本　晃士　YAMAMOTO, Koji
発行者　　　宇山　閑文
発行所　　　株式会社金芳堂
　　　　　　〒606-8425 京都市左京区鹿ヶ谷西寺ノ前町34番地
　　　　　　振替　01030-1-15605
　　　　　　電話　075-751-1111(代)
　　　　　　http://www.kinpodo-pub.co.jp/
組版・印刷　亜細亜印刷　株式会社
製　本　　　藤原製本株式会社

―――――――――――――――――――――――――――――――――――――
落丁・乱丁本は直接小社へお送りください．お取替え致します．

Printed in Japan
ISBN978-4-7653-1701-6

JCOPY ＜(社)出版社著作権管理機構　委託出版物＞
本書の無断複写は著作権法上での例外を除き禁じられています．複写される場合は，そのつど事前に，(社)出版者著作権管理機構（電話 03-3513-6969，FAX 03-3513-6979，e-mail: info@jcopy.or.jp）の許諾を得てください．

●本書のコピー，スキャン，デジタル化等の無断複製は著作権法上での例外を除き禁じられています．本書を代行業者等の第三者に依頼してスキャンやデジタル化することは，たとえ個人や家庭内の利用でも著作権法違反です．